Luis Del Carpio-Orantes
Álvaro Efrén Munguía-Sereno
Raúl Enrique Salazar-Lizárraga

COVID-19

Luis Del Carpio-Orantes
Álvaro Efrén Munguía-Sereno
Raúl Enrique Salazar-Lizárraga

COVID-19

Estudo histórico da Pandemia

ScienciaScripts

Imprint

Any brand names and product names mentioned in this book are subject to trademark, brand or patent protection and are trademarks or registered trademarks of their respective holders. The use of brand names, product names, common names, trade names, product descriptions etc. even without a particular marking in this work is in no way to be construed to mean that such names may be regarded as unrestricted in respect of trademark and brand protection legislation and could thus be used by anyone.

Cover image: www.ingimage.com

This book is a translation from the original published under ISBN 978-613-9-09807-1.

Publisher:
Sciencia Scripts
is a trademark of
Dodo Books Indian Ocean Ltd. and OmniScriptum S.R.L publishing group

120 High Road, East Finchley, London, N2 9ED, United Kingdom
Str. Armeneasca 28/1, office 1, Chisinau MD-2012, Republic of Moldova, Europe
Printed at: see last page
ISBN: 978-620-7-85971-9

Covid-19

Autores:

Luis Del Carpio-Orantes

Álvaro Efrén Munguia-Sereno

Raúl Enrique Salazar-Lizárraga

Yamir Rodríguez-Contreras

Daniela Fernández-Márquez

Estefanía Lara-Hernández

Jair Cruz-Herrera

Dedicado àqueles que lutaram e foram derrotados

Dedicado a todos os que tombaram e recuperaram

Dedicado àqueles que continuam a lutar dia após dia

Força Guerreiros!!!

Índice

De 2019-nCoV a Covid-19, Caracterização da doença.

Desde que foram comunicados os primeiros casos de pneumonia grave em Wuhan, na China, no final de dezembro de 2019, associados a uma nova estirpe de coronavírus denominada novo coronavírus 2019 (2019-nCoV, agora Sars-Cov-2), foram comunicados 11 000 000 de casos em todo o mundo (em 3 de julho de 2020), foram comunicadas 522 000 mortes e 188 países foram afetados, incluindo o México, com 239 000 casos documentados. [1,2]

A doença é caracterizada por um vírus RNA positivo de cadeia simples da família *Coronaviridae* e do género Betacoronavirus, provisoriamente designado por novo coronavírus 2019 ou 2019-nCoV, que é uma das sete estirpes registadas de coronavírus que podem causar infeção humana: CoV-229E, CoV-OC43, CoV-NL63, CoV-HKU1, SARS CoV, MERS CoV e 2019-nCoV, as primeiras 4 com quadros ligeiros ou autolimitados, as últimas 3 com quadros de pneumonia grave e síndrome respiratória aguda grave.

Estruturalmente, os coronavírus são vírus esféricos ou

pleomórficos, com um diâmetro que varia entre 80 e 120 nm. Várias análises de microscopia eletrónica permitiram identificar a superfície dos viriões, constatando que se trata de estruturas organizadas por projecções que, por sua vez, são constituídas por trímeros da glicoproteína viral S (Spike). Além disso, foram identificadas outras projecções curtas formadas por dímeros de proteínas HE (Hemaglutinina-Esterase), o que foi observado em alguns betacoronavírus. O invólucro viral é reforçado pela glicoproteína de membrana (M) (a mais abundante na superfície do virião), que se encontra integrada na membrana através de 3 domínios transmembranares. [11]Outro componente estrutural do virião é a proteína do envelope (E), uma proteína de pequenas dimensões, altamente hidrofóbica e encontrada em menor proporção do que as outras. As proteínas virais dos coronavírus estão inseridas numa membrana lipídica que tem origem na célula infetada. Internamente, a partícula viral é constituída por uma proteína adicional conhecida como nucleoproteína (N), que se liga ao ARN viral numa estrutura helicoidal semelhante a um fio de contas, protegendo assim o ARN da degradação.

O genoma dos coronavírus é um ARN de cadeia simples, não segmentado e de polaridade positiva (ARN +ss), com 27-32 quilobases de tamanho. O ARN genómico tem modificações como poliadenilações na região 3'-terminal, enquanto a região 5'-terminal contém uma estrutura semelhante a um cap. Dentro deste ARN existem múltiplos quadros de leitura abertos (6-11 ORFs). A primeira ORF codifica aproximadamente 16 proteínas não-estruturais, enquanto as restantes ORFs codificam proteínas acessórias e não-estruturais.

As análises da sequência do genoma do Sars Cov2 em comparação com o Sars Cov1 são bastante semelhantes, no entanto, existem algumas diferenças, tais como a falta da região codificadora da proteína 8a no Sars Cov2, o que poderia ter uma implicação na patogénese inferior em comparação com o Sars Cov1.

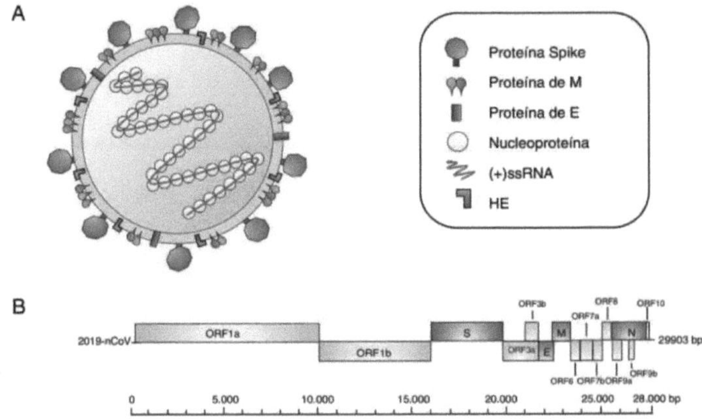

Na sua evolução dentro de um ciclo enzoótico, onde estão envolvidas várias espécies como morcegos, cobras, pangolins, equídeos e provavelmente macacos com diferentes tipos de coronavírus, a irrupção humana tanto no seu ciclo na selva como sendo transferida para os "mercados tradicionais de animais vivos" na China, onde existe uma crença nas tradições culinárias e na medicina tradicional que utiliza animais vivos em remédios e alimentos, favoreceu a propagação deste novo vírus entrando num ciclo urbano que favorece a transmissão entre humanos. [3,4] As infecções por coronavírus concentram-se tradicionalmente no trato respiratório, causando bronquite, bronquiolite, pneumonia, síndrome respiratória aguda grave (SARS) e síndrome respiratória do Médio Oriente (MERS), embora em casos raros também possam causar insuficiência de órgãos, principalmente insuficiência hepática e renal, bem como diarreia, e recentemente foi demonstrada a presença do vírus nas fezes de pessoas infectadas, o que provavelmente sustenta a transmissão inicial fecal-oral num ambiente insalubre, a colonização subsequente do trato respiratório que favorecerá a disseminação respiratória por gotículas de *Flügge* ou vesículas de Wells e, finalmente, a disseminação por toda a economia sob a forma de viremia de carga viral elevada, que é o que causa o envolvimento multiorgânico acima mencionado.

As definições operacionais de caso para a Covid-19 (o nome atual da doença) foram inicialmente:

1. Caso suspeito: uma pessoa de qualquer idade que manifeste febre ou doença respiratória aguda e que tenha um historial de viagens a países afectados (China, Hong Kong, Japão, Itália, Irão, Coreia do Sul, etc.) ou que tenha estado em contacto com um caso confirmado ou um caso sob investigação até

14 dias antes do início dos sintomas.

2. Caso confirmado: pessoa que preenche a definição de caso suspeito e tem um diagnóstico laboratorial confirmatório emitido pelo Instituto de Diagnóstico e Referência Epidemiológica (InDRE).

Estas definições foram alteradas ao longo do curso da doença e as definições operacionais foram agora descritas de novo:

Caso suspeito:

Pessoa de qualquer idade que tenha tido pelo menos dois dos seguintes sinais e sintomas nos últimos 7 dias: tosse, febre ou dor de cabeça. *

- Acompanhada de pelo menos um dos seguintes sinais ou sintomas:

- Falta de ar (alarme)

- Dores nas articulações

- Dores musculares

- Dor de garganta

- Corrimento nasal

- Conjuntivite (olhos vermelhos, com comichão e lacrimejantes)

- Dor no peito* Dor no peito* Dor no peito

  Nota: Em crianças com menos de 5 anos de idade, a irritabilidade pode substituir a dor de cabeça.

Caso confirmado:

Uma pessoa que cumpra a definição operacional de caso suspeito e que tenha um diagnóstico confirmado pela Rede Nacional de Laboratórios de Saúde Pública reconhecida pelo InDRE (México).

O novo coronavírus, tal como os seus antecessores, causou pneumonia grave e síndrome respiratória aguda grave, ocasionalmente síndrome diarreica (mais observada com a SARS e a MERS), mas destacaram-se outras situações que nunca tinham sido demonstradas anteriormente em vírus respiratórios, ou que foram observadas quase excecionalmente:

1. - Transmissão de pessoa para pessoa [5,17]

2. - Transmissão fecal-oral [6]

3. - Casos de pneumonia assintomática (afebril) ou de pneumonia portadora assintomática [7]

4. - Transmissão vertical ou da mãe para o feto, a possível teratogenicidade ainda não é conhecida. [8]

5. - Potencial pandémico elevado, com propagação de um continente para outro em poucos dias. [9]

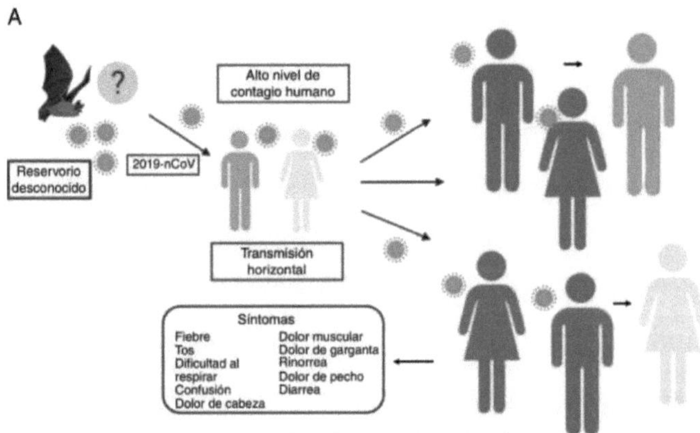

Para o diagnóstico, estão a ser utilizadas técnicas de PCR-RT para detetar o ARN viral em amostras do trato respiratório superior e inferior, bem como para detetar outros vírus (principalmente o da gripe, que continua a registar novos casos e mortes) e bactérias que causam pneumonia grave para fins diferenciais.

Atualmente, são reconhecidos 3 estádios da doença em que podem ocorrer sintomas característicos e, de acordo com a evolução da doença, pode-se passar de um para o outro em horas ou dias. Esta classificação também ajuda a clarificar as opções terapêuticas que podem ser oferecidas.

Fases de la COVID-19

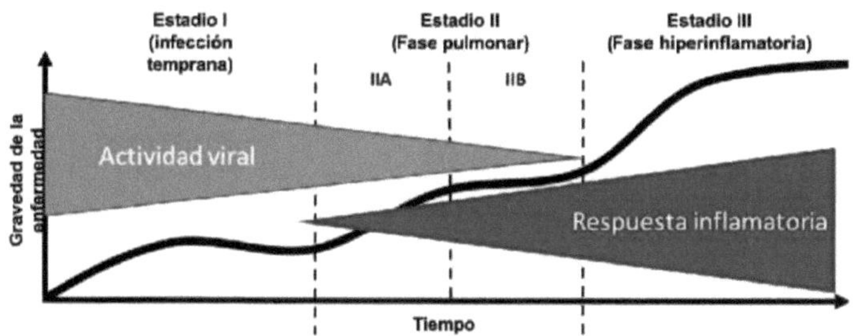

A fase I dura normalmente 4-7 dias, a fase II 7-14 dias (fase crítica) e a fase III até 60 dias, dependendo do tratamento e da evolução.

Não se conhece nenhum tratamento antivírico específico, mas estão atualmente em curso mais de 150 ensaios clínicos controlados de vários medicamentos, incluindo estudos de fase 4 com os seguintes medicamentos: Cloroquina, Lopinavir/ritonavit, emtricitabina/tenofovir, Peg interferon alfa 2a e Novaferon, Arbidol, Carrimicina, Tocilizumab, bem como estudos de fase 3 de Oseltamivir, Remdesivir, Darunavir e Cobicistat. Outros medicamentos utilizados na Rússia e na China com eficácia em pneumonias virais graves incluem o Umifenovir e a Triazavirina e podem prometer eficácia em pneumonias graves devidas ao novo coronavírus. As recomendações actuais são para terapias combinadas, como cloroquina + oseltamivir ou cloroquina + lopinavir/ritonavir ou darunavir. [10,11]

Do lado das vacinas, são referidos alguns protótipos avançados que poderão em breve ver a luz do dia para aplicação, nomeadamente a vacina mRNA-1273 (Moderna Laboratory) e INO-4800 (Inovio Pharmaceuticals); outros grupos, como os da Universidade de Queensland, na Austrália, estão a desenvolver protótipos com técnicas modernas, como a chamada *pinça molecular* (moléculas quiméricas) ou a Novavax, uma empresa americana que

utiliza a biotecnologia para o desenvolvimento de vacinas.
[12]

Em termos de medicina preventiva, são mencionadas outras acções importantes, como a higiene das mãos e a lavagem das mãos, a higiene dos alimentos e dos sanitários (evitando a transmissão fecal-oral), técnicas correctas de espirrar e tossir, evitar o contacto físico com pessoas doentes ou fómites e evitar aglomerações.

No que diz respeito às publicações, existem mais de 1.057 artigos científicos publicados apenas no Pubmed com o comando "Coronavirus 2019", no entanto, algumas revisões sistemáticas e duas meta-análises se destacam pelo rigor das informações científicas, tais como:

1.	- Uma publicação do *JAMA,* dos Centros Chineses de Controlo e Prevenção de Doenças, analisou uma coorte de 72.314 casos, incluindo 62% de casos confirmados e 1% de casos assintomáticos; afectando o grupo etário 30-79 anos com 87% dos casos; o espetro da doença foi considerado ligeiro em 81% dos casos, grave em 14% e crítico em 5%. A mortalidade média foi de 2,3%, 14,8% dos quais em pessoas com mais de 80 anos. Regista-se que

3,8% dos casos pertencem a profissionais de saúde e 5 óbitos nesta categoria. [13]

2. - Uma meta-análise após revisão sistemática da doença incluiu 19 estudos pela sua qualidade metodológica qualitativa e quantitativa, destacando o seguinte: dos 656 casos, os principais sintomas foram febre, tosse, mialgia ou fadiga e dispneia. No que diz respeito às comorbilidades, os principais doentes afectados referiram doenças cardiovasculares, incluindo hipertensão, bem como diabetes, e, curiosamente, os doentes pneumopatas crónicos não apresentaram taxas mais elevadas de infeção. A nível bioquímico, destacaram-se a linfopenia e a leucopenia, seguidas da leucocitose, bem como a elevação da desidrogenase láctica e da proteína C reactiva (como fator de gravidade); a presença de viremia elevada também se destacou em quase todos os estudos. Estudos imagiológicos: a telerradiografia do tórax caracterizou-se por infiltrados bilaterais e opacidades em vidro despolido, sem derrame pleural; a análise tomográfica identificou três padrões em 100% dos casos: opacidades em vidro despolido, padrão periférico ou subpleural e envolvimento

de múltiplos lobos pulmonares. [14]

3.   - Um artigo publicado no *NEJM* estuda as
características da infeção por Covid-19 na China numa
coorte de 1099 casos confirmados, dos quais 926 casos
eram de doença ligeira; a idade média das pessoas
afectadas era de 47 anos (o grupo etário mais afetado era
o dos 15-49 anos, 55% dos casos), predominantemente do
sexo masculino (58%). Oitenta e cinco por cento eram
não fumadores. O período médio de incubação foi de 4
dias. Na admissão, 56,2% estavam afebril e, durante o
internamento, apenas 46,9% desenvolveram febre; outros
sintomas acompanhantes foram tosse (67,8%), fadiga
(38,1%) e dispneia (18,7%), semelhantes aos relatados na
meta-análise. Relativamente às comorbilidades, os
doentes mais afectados eram hipertensos (15%),
diabéticos (7,4%) e cardíacos (2,5%). Os doentes
afectados eram pneumopatas em 1,1%, mais uma vez
resultados semelhantes aos da meta-análise. Os resultados
laboratoriais e imagiológicos foram semelhantes aos da
meta-análise, com apenas uma ligeira plaquetopenia nos
doentes críticos e marcadores de gravidade como a

desidrogenase láctica, a proteína C reactiva e o dímero D elevados. As principais complicações foram a pneumonia (91%), SDRA (3,4%) e choque sético (1,1%). A mortalidade média foi de 1,4%. [15]

4.   - Uma meta-análise publicada no *Journal of Medical Virology,* que inclui a análise de 50 446 doentes chineses, destaca o envolvimento predominantemente masculino, com uma idade média de 45 anos; os principais sintomas são febre, tosse e fadiga. Os casos ligeiros são registados em 82%. As principais complicações são a pneumonia e a SRA. A mortalidade foi de 4,3%. [16]

Com a análise dos 4 artigos anteriores, é feita uma revisão sistemática de quase 100.000 pacientes chineses afectados pela Covid-19, destacando detalhes importantes como

- A maioria dos doentes são adultos em idade produtiva, seguidos de adultos mais velhos, com uma predominância de doentes do sexo masculino.

- As principais co-morbilidades nas pessoas afectadas são a hipertensão arterial, as doenças cardíacas e a diabetes.

- Curiosamente, os pneumopatas crónicos não são

muito afectados e um deles até relatou mais casos em não fumadores.

- Os principais sintomas são: febre, tosse, fadiga e dispneia.
- Bioquimicamente, o comportamento é francamente viral com leucopenia, linfopenia principalmente e, em casos graves, uma ligeira plaquetopenia.
- Radiologicamente, infiltrados ou opacidades bilaterais, distribuição periférica ou sub pleural afectando vários lobos pulmonares, imagem de pneumonia viral.
- Oitenta e seis por cento dos casos são ligeiros.
- Mortalidade global 2,6% em média
- Marcadores de gravidade: CRP, DHL, D-dímero, Ferritina, IL-6 elevados

Em suma, pode concluir-se que a Covid-19 na experiência chinesa aponta para uma doença com sintomas respiratórios ligeiros, que afecta doentes jovens ou adultos jovens (economicamente activos) seguidos de adultos mais velhos, sendo os principais factores de risco a presença de doença cardíaca, hipertensão ou diabetes. Os pneumopatas crónicos estão pouco envolvidos, sendo que um estudo refere mesmo um maior envolvimento em não fumadores. Os principais sintomas, bem como os achados laboratoriais e imagiológicos, são reminiscentes de um processo viral agudo típico que requer tratamento confirmatório por técnicas de PCR e com tratamento sintomático, antivírico (o principal agente antivírico ou o melhor esquema antivírico ainda está por determinar) e outras técnicas de cuidados de suporte. Com toda a informação fornecida, podem ser implementados esquemas de prevenção através do reforço de campanhas como a lavagem das mãos, técnicas de espirro e tosse, enquanto se aguarda uma vacina aprovada para inoculação, bem como a implementação de protocolos hospitalares para o diagnóstico e tratamento atempados, e para a proteção e auto-cuidado dos profissionais de saúde, agora que o coronavírus chegou ao nosso país e tem um potencial pandémico imprevisível. Aguardam-se também relatórios de países que, depois da China, estiveram entre os mais afectados, nomeadamente a

Coreia, a Itália e o Irão, que ainda não publicaram as suas experiências mas que, ao fazê-lo, irão sem dúvida enriquecer ainda mais o conhecimento clínico epidemiológico da Covid-19.

Referências

1. Mapa em tempo real dos casos de coronavírus pela Escola Johns Hopkins http://cvoed.imss.gob.mx/mapa coronavirus/

2. Zhu N, Zhang D, Wang W, et al. Um novo coronavírus de pacientes com pneumonia na China, 2019. N Engl J Med. DOI: 10.1056/NEJMoa2001017.

3. Rodríguez-Morales, A. J., MacGregor, K., Kanagarajah, S., Patel, D., & Schlagenhauf, P. (2020). Tornando-se global - Viagem e o novo coronavírus de 2019. Medicina de Viagem e Doenças Infecciosas, 101578. doi:10.1016/j.tmaid.2020.101578.

4. Rodriguez-Morales AJ, Bonilla-Aldana DK, Balbin-Ramon GJ, et al. A história está se repetindo, um provável transbordamento zoonótico como causa de uma epidemia: o caso do novo Coronavírus 2019. Infez Med. 2020;28(1):3-5.

5. Chan JF-W, Yuan S, Kok K-H, et al. Um cluster familiar de pneumonia associado ao novo coronavírus de 2019 indicando transmissão de pessoa para pessoa: um estudo de um cluster familiar. Lancet 2020 24 de janeiro (Epub antes da impressão).

6. Phan LT, Nguyen TV, Luong QC, et al. Importação e transmissão entre humanos de um novo coronavírus no Vietname. N Engl J Med. DOI: 10.1056/NEJMc2001272.

7. Rothe C, Schunk M, Sothmann P, Bretzel G, Froeschl G, Wallrauch C, et al. Transmissão da infeção por 2019-nCoV a partir de um contacto assintomático na Alemanha. N Engl J Med. 2020 doi 10.1056/NEJMc2001468.

8. Favre G, Pomar L, Musso D, Baud D. Epidemia de 2019-nCoV: e quanto às gravidezes? [publicado online antes da impressão, 2020, 6 de fevereiro]. Lancet. 2020;S0140-6736(20)30311-1. doi:10.1016/S0140-6736(20)30311-1

9. Holshue, M.L., DeBolt, C., Lindquist, S., Lofy, K.H., Wiesman, J., Bruce, H., Spitters, C., Ericson, K., Wilkerson, S., Tural, A., et al. (2020). Primeiro caso de 2019 novo

coronavírus nos Estados Unidos. N Engl J Med, DOI: 10.1056/NEJMoa2001191.

10. Wang, M., Cao, R., Zhang, L. et al. O remdesivir e a cloroquina inibem eficazmente o novo coronavírus recentemente surgido (2019-nCoV) in vitro. Cell Res (2020). https://doi.org/10.1038/s41422-020-0282-0

11. Li, G., De Clercq E. Therapeutic options for the 2019 novel coronavirus (2019-nCoV). Revisão da natureza da descoberta de medicamentos. 10 de fevereiro de 2020. doi: 10.1038/d41573-020-00016-0.

12. Negahdaripour M. The Battle Against COVID-19: Where Do We Stand Now? Iran J Med Sci. 2020;45(2):82- 82. doi: 10.30476/ijms.2020.46357.

13. Wu Z, McGoogan JM. Características e lições importantes do surto da doença de Coronavirus 2019 (COVID-19) na China: Resumo de um relatório de 72 314 casos do Centro Chinês de Controle e Prevenção de Doenças [publicado online antes da impressão, 2020 24 de fevereiro]. JAMA. 2020;10.1001/jama.2020.2648. doi:10.1001/jama.2020.2648

14. Rodriguez-Morales, A.J.; Cardona-Ospina, J.A.; Gutiérrez-. Ocampo, E.; Villamizar-Peña, R.; Holguin-Rivera, Y.; Escalera-Antezana, J.P.; Alvarado-Arnez, L.E.; Bonilla-Aldana, D.K.; Franco-Paredes, C.; Henao-Martinez, A.F.; Paniz-Mondolfi, A.; Lagos-Grisales, G.J.; Ramírez-Vallejo, E.Suárez, J.A.; Zambrano, L.I.; Villamil-Gómez, W.E.; Rabaan, A.A.; Harapan, H.; Dhama, K.; Nishiura, H.; Kataoka, H.; Ahmad, T.; Sah, R. Características clínicas, laboratoriais e de imagem de COVID-19: uma revisão sistemática e meta-análise. Preprints 2020, 2020020378 (doi: 10.20944/preprints202002.0378.v1).

15. Guan WJ, Ni ZY, Hu Y, et al. Características clínicas da doença de coronavírus 2019 na China [publicado online antes da impressão, 2020 28 de fevereiro]. N Engl J Med. 2020; 10.1056/NEJMoa2002032. doi:10.1056/NEJMoa2002032.

16. Sun, P., Qie, S., Liu, Z., Ren, J., Li, K. e Xi, J. (2020),
Características clínicas de 50466 pacientes hospitalizados
com infeção por 2019-nCoV. J Med Virol. Manuscrito de
autor aceito.
doi:10.1002/jmv.25735

17. Palacios Cruz M, Santos E, Velázquez Cervantes MA, León
Juárez M. COVID-19, uma emergência de saúde pública
mundial [publicado online antes da impressão, 2020 Mar 20].
COVID-19, uma emergência de saúde pública mundial
[publicado online antes da impressão, 2020 Mar 20]. *Rev Clin
Esp.* 2020;S0014- 2565(20)30092-8.
doi:10.1016/j.rce.2020.03.001

Tropismo multifacetado de Sars Cov2

A capacidade de um vírus infetar certas linhas celulares num determinado órgão é designada por tropismo. Este tropismo é determinado por factores virais e do hospedeiro. Entre os factores virais, encontra-se a disponibilidade de receptores sem os quais não podem penetrar na célula; estes podem ser de vários tipos (glicoproteínas de membrana, integrinas, antigénios de superfície, etc.) e favorecem a endocitose, que favorece a entrada viral. Do mesmo modo, o processo a montante depende também das proteínas de ligação vírus-célula, dos potenciadores e dos activadores da transcrição. [1]

Os factores do hospedeiro estão diretamente relacionados com a idade, o sexo, a genética, o sistema imunitário e o estado nutricional do hospedeiro. A entrada viral também pode ocorrer através de uma variedade de vias, sendo as mais comuns a pele, o trato respiratório, o trato gastrointestinal, o trato urogenital e a conjuntiva. Outros vírus dependem de intermediários ou vectores para serem inoculados, sendo os principais exemplos os arbovírus. Finalmente, a disseminação viral pode ocorrer por dois mecanismos principais: disseminação hematogénica e disseminação neurológica, dependendo das características do vírus e do hospedeiro. [1]

Os arbovírus destacam-se por terem afinidade por vários órgãos e tecidos, nomeadamente o vírus da dengue, que afeta praticamente todos os órgãos e sistemas, e o vírus zika, ao qual foi atribuída uma condição neurotrópica e teratogénica, causando a síndrome de Guillain Barre e a síndrome congénita do zika. [2,3] Vivemos atualmente uma pandemia de grande magnitude global, causada por um vírus de grande virulência e patogenicidade, o vírus Sars Cov2 e o seu quadro nosológico denominado Covid-19, que surgiu inicialmente como uma síndrome respiratória aguda grave que causa pneumonia e lesões pulmonares graves, No entanto, para além deste **"pneumotropismo"** provavelmente favorecido pela sobreexpressão da proteína ACE2 a nível pulmonar, têm sido demonstrados sintomas atípicos ou não respiratórios, evidenciando a sua afetação a outros níveis anatómicos, razão pela qual se refere que o Sars Cov2 é politrópico ou tem politropismo, ou seja, grande afinidade por vários órgãos e sistemas, ainda maior do que a do dengue e de outros vírus anteriormente conhecidos.

Sars Cov2 como agente neurotrópico. Vários sintomas podem estar associados à disfunção neurológica devida ao vírus, principalmente cefaleias, tonturas, hipogeusia/disgeusia e anosmia, que são mais prevalentes em doentes graves. Outras manifestações incluem doença cerebrovascular isquémica e hemorrágica. Em menor grau, foram registadas alterações da consciência, bem como perturbações musculares, encefalite e síndrome de Guillain Barré. Na esfera psicológica, foi também associada a depressão, ansiedade e perturbação de stress pós-traumático. [4,5,6]

O Sars Cov2 é um agente gastroenteropático e hepatotrópico. As principais manifestações gastrointestinais relatadas são diarreia, dor 14.8-53%. O abdominal, náuseas e vómitos. A incidência de lesões hepáticas especificamente associadas à Covid/19 varia de ligeira a grave, sendo as principais manifestações a transaminemia, a hiperbilirrubinemia e a hipoalbuminemia. O envolvimento do fígado tem sido associado a casos mais graves. [7,8,9]

O Sars Cov2 é um agente nefrotrópico. Os rins são outro

órgão pelo qual o vírus tem uma predileção, causando lesões renais agudas de vários graus. Foram reconhecidos vários mecanismos, como a presença e expressão do recetor 2 da enzima conversora da angiotensina ACE2, da serina protease transmembranar 2, da catepsina L, que se encontram em múltiplas células renais, favorecendo a replicação viral nestes tecidos. Clinicamente, identifica-se azoémia e proteinúria, as lesões microscópicas incluem lesão difusa dos túbulos proximais, degeneração vacuolar e necrose franca. [10,11] **Sars Cov2 como agente cardiotrópico.** A lesão e inflamação cardíaca é uma associação relativamente comum entre pacientes hospitalizados com Covid-19 e está associada a um risco aumentado de mortalidade intra-hospitalar. Os principais mecanismos de lesão são a miocardite aguda associada ao coronavírus, a afinidade de ligação do recetor da enzima conversora da angiotensina 2 à proteína Spike do vírus, o aumento da secreção de citocinas e a apoptose dos miócitos cardíacos induzida pela hipóxia. Além disso, foram notificados enfarte agudo do miocárdio, insuficiência cardíaca, disritmias e eventos tromboembólicos venosos.

12,13

Sars Cov2 como um vírus epiteliotrópico. As manifestações cutâneas da Covid-19 são muito variadas e inespecíficas e podem não estar relacionadas com a gravidade da doença e resolver-se espontaneamente. Foram descritas cinco síndromes dérmicas principais associadas à infeção viral: 1. dermatite acral eritematosa com vesículas ou pústulas (pseudo Chilblain), 2. erupções vesiculares, 3. lesões urticariformes, 4. erupções maculopapulares e 5. lividez ou necrose. As lesões predominam no tronco, exceto as lesões acrais. [14,15,16] As manifestações mais graves registadas são casos de eritema multiforme exsudativo Sars **Cov2 como agente hemotrópico**. As alterações hematológicas associadas à infeção viral aguda variam de acordo com a fase da infeção. Nas fases iniciais, é possível observar uma contagem normal de leucócitos ou leucocitose, raramente leucopenia, com linfopenia ligeira, e na fase II (envolvimento pulmonar com ou sem hipoxia), há uma acentuação da linfopenia. No estádio III ou hiperinflamação (tempestade de citocinas), há neutrofilia e linfopénia, sendo considerado de mau prognóstico. O rácio neutrófilo/linfócito elevado e a plaquetopenia estão também associados à gravidade e ao mau prognóstico. Além disso, foi demonstrado que a infeção por Sars Cov2 induz disfunção da coagulação através da ativação anormal do sistema renina/angiotensina/aldosterona e endotelite sistémica, que, por sua vez, induzem disfunção da ECA2, resposta imunitária inata e ativação da inflamação, conduzindo à doença tromboembólica associada à Covid-19. [17,18,19]

Sars Cov2 como um vírus oftalmotrópico. Os achados oftalmológicos mais relevantes em doentes com Covid19 são conjuntivite aguda (a principal manifestação), epífora, quemose, conjuntivite folicular e episclerite. Outras manifestações incluem dor ocular, conjuntivite sicca e fotofobia. A presença do vírus nas lágrimas e na mucosa conjuntival apoia o seu carácter oftalmotrópico. [20,21,22] **O Sars Cov2 é um agente teratogénico e placentotrópico.** A gravidez é um estado de imunossupressão parcial que torna as mulheres grávidas mais vulneráveis a infecções virais e aumenta a morbilidade. Após o início da pandemia, houve avisos sobre a possibilidade de transmissão vertical pelo Sars Cov2, com poucos relatos de tal transmissão. Parece haver algum risco de rutura prematura das membranas, parto prematuro, taquicardia fetal e sofrimento fetal quando a infeção ocorre no terceiro trimestre da gravidez. Desconhece-se se aumenta o risco de aborto espontâneo, morte fetal, infeção congénita e teratogenicidade. [23,24,25]

Sars Cov2 como agente endoteliotrópico. Existem vários vírus que têm afinidade com o endotélio vascular e o Sars Cov2 demonstrou-o, identificando casos de vasculite, sobretudo em crianças, do tipo doença de Kawasaki, que se caracteriza por uma vasculite aguda com predileção pelos vasos coronários, levando à insuficiência coronária. Foram também encontradas outras síndromes, como a síndrome de ativação de macrófagos e a síndrome do choque tóxico secundário. Por fim, alguns doentes desenvolvem síndromes ainda mais complexas, como a linfohistiocitose hemofagocítica secundária, a síndrome hiperferritinémica que conduz a uma tempestade de citocinas.[26,27,28,29,30]

Concluímos que o Sars Cov 2 é um vírus muito complexo que também expressa um politrofismo multifacetado que afecta todos os aparelhos, órgãos e sistemas do corpo humano, pelo que as manifestações clínicas esperadas durante uma infeção podem ser diversas, variando de quadros típicos a atípicos, e no cenário pandémico qualquer complexo sintomatológico pode ser secundário a este vírus, pelo que o clínico deve ter em aberto várias possibilidades de envolvimento do Covid-19, a fim de chegar a um diagnóstico atempado e fornecer um tratamento eficaz.

Referências

1. Tyler KL. PATOGENESIS | Vírus animais. *Encyclopedia of Virology.* 1999;1175-1184. doi:10.1006/rwvi.1999.0214

2. Del Carpio-Orantes L. Zika, um vírus neurotrópico? [Zika, um vírus neurotrópico?] *Rev Med Inst Mex Seguro Soc.* 2016;54(4):540-543.

3. Del Carpio-Orantes L. Dengue para aparelhos e sistemas. MEDtube Science, Set, 2015; Vol.III (3) 21-24.

4. Li Yan-Chao, Bai Wan-Zhu, Hashikawa T. The neuroinvasive potential of SARS-CoV2 May be at least partially responsible for the respiratory failure of COVID-19 patients. *J Med Virol.* 27 de fevereiro de 2020;1-4. doi: 10.1002/jmv.25728. PMID: 32104915.

5. Sociedade Espanhola de Neurologia. Recomendações da Sociedade Espanhola de Neurologia sobre a perda de olfato como possível sintoma precoce da infeção por CoVID-19. Madrid. Publicado em 21 de março de 2020. Acedido eletronicamente.

6. Mao L, Wang M, Chen S, He Q, et al. Manifestações neurológicas de pacientes hospitalizados com COVID-19 em Wuhan, China: um estudo retrospetivo de série de casos. *medRxiv.* 25 de fevereiro de 2020. doi: 10.1101/2020.02.22.20026500.

7. Remes-Troche; JM, Ramos-de-la-Medina; A, Manríquez-Reyes; M, Martínez-Pérez-Maldonado; L, Lara; EL, Solís-González. MA, Manifestações Gastrointestinais Iniciais em Pacientes com SARS-CoV-2 em 112 pacientes de Veracruz (Sudeste do México), Gastroenterologia (2020), doi :https://doi.org/10.1053/j.gastro.2020.05.055.

8. Velarde-Ruiz Velasco JA, García-Jiménez ES, Remes-Troche JM. Manifestações hepáticas e impacto da covid-19 no paciente cirrótico [publicado online antes da impressão, 2020, 27 de maio]. *Rev Gastroenterol Mex.* 2020;doi:10.1016/j.rgmx.2020.05.002

9. Sultan S, Altayar O, Siddique SM, et al. Instituto AGA Rapid Revisão das manifestações gastrointestinais e hepáticas do COVID-19, meta-análise de dados internacionais e recomendações para o tratamento consultivo de pacientes com COVID-19 [publicado online antes da impressão, 2020 5 de

maio]. *Gastroenterology*. 2020;S0016-5085(20)30593-X. doi:10.1053/j.gastro.2020.05.001.

10. Puelles VG, Lütgehetmann M, Lindenmeyer MT, et al. Tropismo Multiorgânico e Renal do SARS-CoV-2 [publicado online antes da impressão, 2020 13 de maio]. *N Engl J Med*. 2020;NEJMc2011400. doi:10.1056/NEJMc2011400.

11. Su H, Yang M, Wan C, et al. Análise histopatológica renal de 26 achados post-mortem de pacientes com CO VID-19 na China. Kidney Int 2020. 9 de abril (Epub antes da impressão).

12. Centurión OA, Scavenius KE, García LB, Torales JM, Miño LM. Mecanismos potenciais de lesão cardíaca e vias comuns de inflamação em pacientes com COVID-19 [publicado online antes da impressão, 2020, 27 de maio]. *Crit Pathw Cardiol*. 2020;10.1097/HPC.0000000000000227. doi:10.1097/HPC.0000000000000227

13. Long B, Brady WJ, Koyfman A, Gottlieb M. Complicações cardiovasculares em COVID-19 [publicado online antes da impressão, 2020 de abril de 18]. *Am JEmerg Med*. 2020;S0735-6757(20)30277-1. doi:10.1016/j.ajem.2020.04.048

14. Recalcati S. Manifestações cutâneas no CO VID-19: uma primeira perspetiva. *J Eur Eur Acad Dermatol Venereol*. 2020;34(5):e212- e213. doi:10.1111/jdv.16387

15. Galván Casas C, Català A, Carretero Hernández G, et al. Classificação das manifestações cutâneas de COVID-19: um estudo de consenso nacional prospetivo rápido em Espanha com 375 casos [publicado online antes da impressão, 2020 Abr 29]. *Br J Dermatol*. 2020;10.1111/bjd.19163. doi:10.1111/bjd.19163

16. Sánchez-Velázquez A, Falkenhain D, Rivera Díaz R. Eritema multiforme no contexto da infeção por SARS-Coronavirus-2 [publicado online antes da impressão, 2020 maio 8]. Eritema multiforme no contexto da infeção por SARS-Coronavírus-2 [publicado online antes da impressão, 2020, 8 de maio]. *Med Clin (Bare)*. 2020;S0025-7753(20)30267-0.

doi:10.1016/j.medcli.2020.04.016

17. Lippi G, Plebani M, Henry BM. A trombocitopenia está associada a infecções graves por coronavírus 2019 (COVID-19): uma meta-análise. *Clin ChimAeta.* 2020;506:145-148. doi:10.1016/j.cca.2020.03.022

18. Tan L, Wang Q, Zhang D, et al. Correção: A linfopenia prevê a gravidade da doença COVID-19: um estudo descritivo e preditivo. *Sinal Transduet Target Ther.* 2020;5:61. Publicado em 29 de abril de 2020. doi: 10.1038 / s41392-020-0159-1

19. Wang J, Saguner AM, An J, Ning Y, Yan Y, Li G. Coagulação disfuncional em COVID-19: Da célula à beira do leito [publicado online antes da impressão, 2020 Jun 5]. *Adv Ther.* 2020;10.1007/s12325-020-01399-7.   doi:10.1007/s12325-020- 01399-7

20. Bostanci Ceran B, Ozates S. Manifestações oculares de doença do coronavírus 2019 [publicado online antes da impressão, 2020 Jun 6]. *Graefes Areh Clin Exp Ophthalmol.* 2020;10.1007/s00417-020-04777-7.   doi:10.1007/s00417-020- 04777-7

21. Chen L, Deng C, Chen X, et al. Manifestações oculares e características clínicas de 535 casos de COVID-19 em Wuhan, China: um estudo transversal [publicado online antes da impressão, 2020 18 de maio]. *Aeta Ophthalmol.* 2020;10.1111/aos.14472. doi:10.1111/aos.14472

22. Karimi S, Arabi A, Shahraki T, Safi S. Deteção da síndrome respiratória aguda grave Coronavirus-2 nas lágrimas de pacientes com doença de Coronavírus 2019 [publicado online antes da impressão, 2020 maio 18]. *Eye (Lond).* 2020;1-4. doi:10.1038/s41433-020- 0965-2

23. Ryean GA, Purandare NC, McAuliffe FM, Hod M, Purandare CN. Atualização clínica sobre COVID-19 na gravidez: Um artigo de revisão [publicado online antes da impressão, 2020 Jun 4]. *J Obstet GynaecolRes.* 2020;10.1111/jog.14321. doi:10.1111/jog.14321

24. Chen H, Guo J, Wang C, et al. Características clínicas e potencial de transmissão vertical intra-uterina da infeção por COVID-19 em nove mulheres grávidas: uma revisão retrospetiva dos registos médicos. *Lancet.* 2020;395(10226): 809-815.
doi:10.1016/S0140-6736(20)30360-3

25. Liang H, Acharya G. Nova doença do vírus corona (COVID-19) na gravidez: Quais as recomendações clínicas a seguir? *Ata Obstet Gynecol Scand.* 2020;99(4):439-442.
doi:10.1111/aogs.13836

26. Harahsheh AS, Dahdah N, Newburger JW, Portman MA, Piram M, Tulloh R et al. Diagnóstico perdido ou atrasado da doença de Kawasaki durante a pandemia da nova doença de coronavírus de 2019 (COVID-19). *JPediatr.* doi: 10.1016/jjjpeds.2020.04.052.

27. Verdoni L, Mazza A, Gervasoni A, et al. Um surto de doença grave Doença do tipo Kawasaki no epicentro italiano da epidemia de SARS- CoV-2: um estudo de coorte observacional [publicado online antes da impressão, 2020 13 de maio]. *Lancet.*
2020;10.1016/S0140-6736(20)31103-X. doi:10.1016/S0140-6736(20)31103-X

28. Riphagen S, Gomez X, Gonzalez-Martinez C, Wilkinson N, Theocharis P. Choque hiperinflamatório em crianças durante a pandemia de COVID-19. *Lancet.* 2020;395(10237): 1607-1608. doi:10.1016/S0140-6736(20)31094-1

29. Alunno A, Carubbi F, Rodríguez-Carrio J. Tempestade, tufão, ciclone ou furacão em pacientes com CO VID-19? Cuidado com a mesma tempestade que tem uma origem diferente. *RMD Open.* 2020;6(1):e001295. doi:10.1136/rmdopen-2020-001295

30. McGonagle D, SharifK, O'Regan A, Bridgewood C. O papel das citocinas, incluindo a interleucina-6, na pneumonia induzida por COVID-19 e na doença semelhante à síndrome

de ativação de macrófagos. *Autoimmun Rev.* 2020;19(6):102537. doi:10.1016/j.autrev.2020.102537

Diabetes mellitus 2 e Covid-19, duas pandemias em simbiose favorecidas pela obesidade.

A diabetes mellitus 2 é uma doença crónica degenerativa resultante de uma deficiência gradual na secreção de insulina e que conduz a uma resistência gradual à insulina, sendo responsável por 90-95% de todos os casos conhecidos de diabetes. Afecta principalmente adultos com mais de 30 anos de idade, na sua maioria obesos, que podem ser assintomáticos no momento do diagnóstico. É considerada uma pandemia, uma vez que afecta mais de 463 milhões de pessoas em todo o mundo e, em 2045, haverá 700 milhões de pessoas com diabetes, de acordo com a Federação Internacional de Diabetes; a OMS prevê que será a sétima principal causa de morte até 2030 e estima-se que cerca de 4 milhões de pessoas morram anualmente devido à doença. Está associada à obesidade e à síndrome metabólica e tem-se revelado mais prevalente em crianças e adolescentes, além de ser influenciada por factores ambientais e genéticos, o que perpetua a sua prevalência e incidência na população em geral. [1]

Os principais países afectados pela epidemia de diabetes

em adultos com idades compreendidas entre os 20 e os 79 anos, segundo a Federação Internacional da Diabetes, são a China com 116,4 milhões, a Índia com 77 milhões, os Estados Unidos da América com 31 milhões, o Paquistão com 19,4 milhões, o Brasil com 16,8 milhões, o México com 12,8 milhões, a Indonésia com 10,7 milhões, a Alemanha com 9,5 milhões, o Egipto com 8,9 milhões e o Bangladesh com 8,4 milhões. Os países com a taxa mais elevada de obesidade, que muitas vezes acompanha ou precede a diabetes, são os Estados Unidos da América, o México, a Nova Zelândia, a Hungria e a Austrália; a grande nação China, embora não esteja no topo da lista mundial da obesidade, enfrenta atualmente um aumento exponencial dos casos de excesso de peso e obesidade, pelo que poderá figurar nos primeiros lugares, como acontece com a incidência da diabetes mellitus 2. [1,2]

A diabetes, para além de provocar complicações agudas e crónicas bem estabelecidas, gera um estado pró-inflamatório associado à hiperglicemia crónica e persistente a nível interno e microvascular, que leva a alterações no sistema do complemento, alterando a sua função de ativação da imunidade inata e adaptativa; do mesmo modo, a nível celular, os neutrófilos submetidos a hiperglicemia crónica apresentam múltiplos defeitos funcionais, afectando a sua quimiotaxia, atividade bactericida e fagocitose. Do mesmo modo, outras linhas celulares, como os monócitos, são igualmente afectadas na sua ação quimiotáctica e fagocitária. Ao nível dos linfócitos, a hiperglicemia favorece uma diminuição da produção de IFN-γ e de TNF-a. Por fim, toda a atividade do sistema de histocompatibilidade principal é afetada pela glicosilação crónica das proteínas favorecida pela diabetes mellitus 2. Atualmente, os factores relacionados com a inflamação incluem a proteína C-reactiva ultrassensível (PCR-us), o recetor Toll-like-2 (TRT2), o recetor Toll-like-4 (TRT4), a IAP-1, a IL-1 β, a IL-6 e o TNF-a. Outros mediadores pró-inflamatórios são: TNF-α, PCR-US e PQM-1, que podem ter um papel independente em várias vias de sinalização do stress oxidativo relacionado com a hiperglicemia. Um aumento do stress oxidativo poderia amplificar ainda mais a resposta inflamatória, estabelecendo um ciclo vicioso.[2,3]

Este estado pró-inflamatório e pró-trombótico pode levar a um comprometimento subclínico mas persistente do sistema imunitário, favorecendo situações agudas como a sépsis e as infecções, com maior grau de afetação dos indivíduos afectados.

Sendo a atual pandemia de Covid-19, identificada no final de 2019 em Wuhan, na China, condicionada por um coronavírus e sendo o vírus Sars Cov2 um vírus de RNA de cadeia simples positivo relacionado com os vírus Sars Cov1 e Mers Cov, igualmente com elevado potencial pandémico, foi muito ajudada pela pandemia de diabetes acima descrita, sendo um dos principais factores de risco para adoecer, desenvolver doença grave e elevada mortalidade. A atual pandemia teve um impacto maior do que as anteriores, com mais de 5 371 000 casos, mais de 344 000 mortes e uma taxa global de letalidade de 6,7%.

A ligação entre a diabetes e a Covid-19 pode ser vista do ponto de vista celular, em que a hiperglicemia crónica regula negativamente a expressão da ACE2, que exerce um efeito anti-inflamatório nos doentes diabéticos, que tipicamente sobre-expressam esta enzima, tornando as células vulneráveis ao efeito inflamatório e prejudicial do vírus, e o recetor ajuda o vírus a entrar na célula através dele e da sua ligação à proteína viral S. Um segundo mecanismo potencial que poderia explicar a ligação entre os dois envolve a enzima dipeptidil peptidase-4 (DPP-4), que é normalmente alvo de tratamento farmacológico em pessoas com diabetes tipo 2. Em estudos celulares, a DPP-4 foi identificada como um recetor funcional do coronavírus humano-Erasmus Medical Center (hCoV-EMC), o vírus responsável pela MERS. Alguns medicamentos antidiabéticos, como as tiazolidinedionas, promovem a sobreexpressão da ACE2, que também pode ser um fator de risco para o desenvolvimento de doença grave. [3]

De acordo com vários relatórios, a incidência de diabetes mellitus 2 como fator de risco na pandemia de Covid-19 varia entre 6 e 58%, de acordo com a população e a região geográfica afetada.

Nos primeiros estudos sobre a experiência chinesa após a

pandemia de Covid-19, foram notificados 72 314 casos, dos quais a diabetes foi mencionada como um fator de risco, aumentando a taxa global de mortalidade de 2,3% para 7,3% nos diabéticos, 6% nos hipertensos e 10,5 nos doentes cardiovasculares. Uma revisão sistemática e meta-análise da experiência chinesa, que incluiu 2874 casos de 18 estudos analisados, concluiu que 36,8% da população tinha comorbilidades, das quais a diabetes representava 11,9%. Um estudo chinês que analisou doentes em estado crítico afectados pela Covid-19 concluiu que 17% dos afectados tinham diabetes. Outro estudo chinês, que envolveu 140 doentes, menciona a diabetes mellitus 2 como fator de risco em 12,1%. Por último, um estudo cooperativo da OMS na China, com 55 924 casos de Covid-19, refere que a diabetes mellitus afecta 9,2% da população. [4,5,6,7,8]

Um relatório coreano sobre 75 mortes por Covid-19 menciona as doenças endócrinas e metabólicas (das quais se destaca a diabetes mellitus 2) como um fator de risco em 46,7%.[9]

Um estudo italiano que analisou 86 499 casos refere a diabetes como o segundo fator de risco depois da hipertensão, afectando 33,9% da população estudada. [10]

Em Espanha, de acordo com o relatório sobre a situação da Covid-19, que analisa 113 407 casos, menciona a presença de diabetes como comorbilidade e fator de risco em 16,2% da população. [11]

Refere-se que os países com maiores taxas de diabetes, hipertensão e obesidade (síndrome metabólica propriamente dita) são os americanos, destacando-se a América do Norte com um estudo sobre doentes críticos no estado de Washington, que revelou a presença de diabetes em 58% dos afectados. Um relatório do final de março neste país documentou 122.653 casos de Covid-19, dos quais 10,9% tinham diabetes mellitus 2. Outro relatório do mesmo país menciona a diabetes como fator de risco em 31% das pessoas afectadas. [12,13,14]

No México, de acordo com as estatísticas da Direção-Geral de Epidemiologia, até 28 de maio de 2020, foram notificados 81 400 casos confirmados, dos quais 17,65%

sofrem de diabetes, 20,55% de obesidade e 21% de hipertensão. [15]

Um estudo boliviano que relata os primeiros casos de Covid-19 apenas menciona a hipertensão e a pneumonia prévia entre os seus factores de risco; não foram relatados pacientes com diabetes mellitus 2. [16]

Um relatório do Peru, que analisou as características clínico-epidemiológicas dos doentes que morreram de Covid-19, concluiu que a diabetes era um fator de risco em 7,1%. [17]

Em resumo, podemos concluir que a pandemia de diabetes mellitus e a atual pandemia de Covid-19 se reforçam mutuamente, com outros co-factores, principalmente a obesidade e as doenças cardiovasculares, a actuarem como factores predisponentes que perpetuam a simbiose entre as pandemias descritas. Infelizmente, as grandes nações têm as piores taxas de incidência de diabetes e obesidade e, por isso, correm um risco elevado em caso de pandemia. O grande desafio mundial é baixar a curva pandémica da diabetes e da obesidade porque, em futuras pandemias, a prevalência destas doenças pode ser decisiva no planeamento das estratégias de combate e no impacto na morbilidade e mortalidade, como aconteceu na atual pandemia. Os países que têm registado baixa incidência desta simbiose pandémica devem continuar a garantir que as suas populações se mantêm livres de obesidade e diabetes para evitar colapsos do sistema de saúde como o que se verificou nesta pandemia de Covid-19.

Referências

1. Federação Internacional de Diabetes. Atlas da Diabetes da IDF, 9ª edição. Bruxelas, Bélgica: 2019. Disponível em: https://www.diabetesatlas.org

2. Machado-Villarroel Limberth, Montano-Candia Mabel, Dimakis-Ramírez Diamanti Abraham. Diabetes mellitus e seu impacto na etiopatogenia da sepse. Grupo Ata med. Angeles. 2017 Sep; 15(3): 207-215. Disponível em:
http://www.scielo.org.mx/scielo.php?script=sci_arttext&pid=S1870-72032017000300207&lng=es.

3. Bornstein SR, Rubino F, Khunti K, et al. Recomendações práticas para a gestão da diabetes em doentes com COVID-19. Lancet Diabetes Endocrinol. 2020;8(6):546-550. doi:10.1016/S2213 - 8587(20)30152-2

4. WuZ, McGoogan JM. Characteristics of and Important Lessons From the Coronavirus Disease 2019 (COVID-19) Outbreak in China: Summary of a Report of 72 314 Cases From the Chinese Center for Disease Control and Prevention (Características e lições importantes do surto de doença provocada pelo coronavírus 2019 (COVID-19) na China: resumo de um relatório de 72 314 casos do Centro Chinês de Controlo e Prevenção de Doenças). JAMA. 2020;323(13): 1239-1242. doi:10.1001/jama.2020.2648

5. Rodríguez-Morales AJ, Cardona-Ospina JA, Gutiérrez-Ocampo E, et al. Características clínicas, laboratoriais e de imagem do COVID-19: Uma revisão sistemática e meta-análise. Travel Med Infect Dis. 2020;34:101623. doi:10.1016/j .tmaid.2020.101623

6. Rhee EJ, Kim JH, Moon SJ, Lee WY. Encontrando COVID-19 como endocrinologistas. Endocrinol Metab. 2020 Jan;35:e1.

7. Yang X, Yu Y, Xu J, Shu H, Xia J, Liu H, et al. Curso clínico e resultados de pacientes gravemente enfermos com pneumonia por SARS-CoV-2 em Wuhan, China: um estudo observacional, retrospetivo e centrado em um único centro. Lancet Respir Med. 2020 Feb 24; [doi: 10.1016/S2213-2600(20)30079- 5].

8. Organização Mundial da Saúde. Relatório da Missão Conjunta OMS-China sobre a Doença do Coronavírus 2019 (COVID-19)

[Internet]. 2020. Disponível em: https://www.who.int/docs/defaultsource/coronaviruse/who-china-joint-mission-on-covid-19-final-report.pdf.

9. Kang YJ. Taxa de mortalidade da infeção por COVID-19 na Coreia, na perspetiva da doença subjacente. Desastre Med Saúde Pública Prep. 2020 Mar 31; [doi: 10.1017 / dmp.2020.60].

10. Gentile S, Strollo F, Ceriello A. Infeção por COVID-19 em pessoas italianas com diabetes: lições aprendidas para o nosso futuro (uma experiência a ser usada). Diabetes Res Clin Pract 2020;162:108137.

11. Relatório n.º 33. Análise dos casos de COVID-19 notificados à RENAVE até 10 de maio em Espanha a partir de 29 de maio de 2020. Equipa COVID-19. RENAVE. CNE. CNM (ISCIII)

12. Bhatraju PK, Ghassemieh BJ, Nichols M, et al. Covid-19 em pacientes criticamente enfermos na região de Seattle - Série de casos. N Engl J Med. 2020;382(21):2012-2022. doi:10.1056/NEJMoa2004500.

13. Equipa de resposta à COVID-19 do CDC. Preliminary Estimates of the Prevalence of Selected Underlying Health Conditions Among Patients with Coronavirus Disease (Estimativas preliminares da prevalência de condições de saúde subjacentes seleccionadas entre os doentes com doença de coronavírus).

2019 - Estados Unidos, 12 de fevereiro a 28 de março de 2020. MMWR Morb Mortal Wkly Rep. 2020;69(13):382-386. Publicado em 3 de abril de 2020. doi:10.15585/mmwr.mm6913e2

14. Aggarwal S, Garcia-Telles N, Aggarwal G, Lavie C, Lippi G, Henry BM. Características clínicas, características laboratoriais e resultados de pacientes hospitalizados com doença de coronavírus 2019 (COVID-19): Diagnóstico (Berl). 2020;7(2):91-96. doi:10.1515/dx-2020-0046

15. Governo do México, Direção Geral de Epidemiologia, 28/05/2020. https://www.gob.mx/salud/documentos/datos-abiertos- 152127

16. Escalera-Antezana JP, Lizon-Ferrufino NF, Maldonado-Alanoca A, et al. Características clínicas dos primeiros casos e um cluster da

Doença de Coronavírus 2019 (COVID-19) na Bolívia importado da Itália e Espanha. Travel Med Infect Dis. 2020;101653. doi:10.1016/j.tmaid.2020.10165.

17. Gerson Escobar, Javier Matta, Waldo Taype, Ricardo Ayala, José Amado. Características clínico-epidemiológicas de pacientes que morreram de covid-19 em um hospital nacional em Lima, Peru. Rev. Fac. Med. Hum. abril de 2020; 20(2):180-185. DOI 10.25176/RFMH.v20i2.2940.

Diagnóstico clínico e paraclínico da Covid-19.

A suspeição clínica começa com os sintomas clássicos de envolvimento respiratório, principalmente febre, tosse e dispneia, após o que podemos ter um elevado índice de suspeição, no entanto, no cenário pandémico é essencial ter em conta as definições operacionais que afirmam:

Caso suspeito:

Pessoa de qualquer idade que tenha tido pelo menos dois dos seguintes sinais e sintomas nos últimos 7 dias: **tosse, febre ou dor de cabeça**. *

- Acompanhada de pelo menos um dos seguintes sinais ou sintomas:

- Falta de ar (**alarme**)

- Dores nas articulações

- Dores musculares

- Dor de garganta

- Corrimento nasal

- Conjuntivite (olhos vermelhos, com comichão e lacrimejantes)

- Dor no peito* Dor no peito* Dor no peito

  Nota: Em crianças com menos de 5 anos de idade, a irritabilidade pode substituir a dor de cabeça.

Caso confirmado:

Uma pessoa que cumpra a definição operacional de caso suspeito e que tenha um diagnóstico confirmado pela Rede Nacional de Laboratórios de Saúde Pública reconhecida pelo InDRE (México).

Uma vez que temos a definição de um caso suspeito num paciente, somos obrigados a confirmar ou descartar a doença Covid-19, para o que podemos recorrer a estudos paraclínicos que incluem estudos laboratoriais, estudos de serologia e biologia molecular, bem como estudos de imagem, que, integrando as suas informações, ajudam a consolidar um diagnóstico com maior precisão.

Recordando o quadro clínico, bem como o tropismo

multifacetado do Sars Cov 2, podem existir sintomas atípicos, que não correspondem à definição operacional acima proposta e que, apresentando alguns dados, a suspeita clínica é muito precisa, como a anosmia e/ou disgeusia e a dor abdominal ou diarreia, que se tornaram recentemente manifestações extrapulmonares que, no atual cenário de pandemia, nos obrigam a excluir a infeção por este vírus. Do mesmo modo, foram descritas síndromes dermatológicas que podem sugerir um envolvimento (ver capítulo sobre o tropismo multifacetado do Sars Cov 2).

Paraclínicas de base.

A citometria sanguínea simples e muito útil pode produzir muitos dados que ajudam no processo de diagnóstico, na resposta ao tratamento, na gravidade da doença e no prognóstico.

Nos doentes com Covid-19, o achado mais caraterístico, apesar de ser uma virose que pode expressar cargas virais circulantes elevadas ou viremias, é a leucocitose com neutrofilia, destacando-se a linfopenia de graus variáveis, embora haja relatos de linfócitos normais ou linfocitose no início da infeção. Outro achado é a eosinofilia. A presença de linfopenia grave (<1.000 células/mm3) e a plaquetopenia são mencionadas como indicadores de gravidade e mau prognóstico.

No que diz respeito à utilização da citometria sanguínea, podem ser utilizados índices hematológicos que têm sido correlacionados com formas graves e com a progressão da doença para um mau prognóstico. Estes índices têm sido utilizados noutros estados inflamatórios como o cancro de vários tipos, a síndrome metabólica e a obesidade, as doenças cardíacas, a diabetes mellitus e a hipertensão arterial, sendo os mais utilizados: o índice de Zahorec ou neutrófilos-linfócitos, o índice plaquetas-linfócitos, o índice albumina-linfócitos e finalmente um índice integrativo, denominado índice de imunidade sistémica e inflamação, que se relaciona com a homeostase do sistema imunitário do hospedeiro e a sua resposta à infeção. Estes índices, em locais com poucos recursos, onde a medição de reactores de fase aguda bem estabelecidos (como o dímero D ou a ferritina sérica) não é viável, podem ser uma ferramenta para orientar o clínico na previsão de casos mais graves, que podem levar a um mau prognóstico para o doente.

O índice neutrófilo-linfócito ou índice de Zahorec (NLI: contagem absoluta de neutrófilos/contagem absoluta de linfócitos) é o índice de inflamação mais estudado em vários cenários clínicos: vários tipos de cancro, diabetes mellitus, hipertensão arterial, síndromes coronárias, doença cerebrovascular, tromboembolismo pulmonar, entre outros, no entanto, não se tem revelado muito útil por si só, e a obtenção de um ponto de corte preciso tem sido difícil. [2,3,4,5]

O índice plaquetas-linfócitos (PLI: contagem de plaquetas/número absoluto de linfócitos) é também um índice de inflamação que tenta prever o prognóstico e a gravidade de condições agudas, tendo sido utilizado principalmente na sépsis e em doenças com inflamação crónica. [3,4,5]

O índice de imunidade - inflamação sistémica integra os três tipos de células (IIIS: plaquetas x neutrófilos/linfócitos) e é um reflexo da conjugação dos dois primeiros. Surgiu da necessidade de avaliar a homeostase entre o processo inflamatório do hospedeiro e o seu sistema imunitário. Tem sido utilizado principalmente em oncologia e no estudo da sépsis. [6]

Uma das vantagens destes índices é o facto de utilizarem elementos simples, como a contagem das várias linhas de células hemáticas facilmente obtidas na citometria sanguínea, além de serem de baixo custo e reprodutíveis. A principal desvantagem reside na obtenção de pontos de corte precisos, uma vez que estes tendem a variar de uma população para outra.

Um estudo baseado na meta-análise do NHANES, que incluiu 9 427 indivíduos, mostrou que os pontos de corte para o índice de neutrófilos e linfócitos de acordo com a raça são 1,76 para os negros, 2,08 para os hispânicos e 2,24 para os brancos. A média global foi de 2,15. [7]

Em várias condições inflamatórias, o INL, que é o mais estudado, tem sido reportado com valores acima de 10 para casos de sépsis; valores acima de 5 para patologias oncológicas e valores acima de 3 em doenças cardiovasculares graves, sendo os resultados muito variáveis consoante o processo estudado, o que se aplica aos outros índices referidos. [7,8]

Um estudo de servidor único realizado em Veracruz, México, em 100 doentes com pneumonia confirmada por Covid-19, 46 (46%) do sexo feminino e 54 (54%) do sexo masculino, com uma idade média de 49,4 ±19,3 anos. A contagem média de leucócitos foi de 10.103,0 ±4.289,0 células/mm3, neutrófilos 8.509,3 ±4.216,0 células/mm3 e linfócitos 1.112,7 ±585,4 células/mm3; quanto aos índices hematológicos utilizados para medir a gravidade, verificámos que o INL médio foi de 10,7 ±10,9, o LIP de 290,1 ±229,2 e o IIIS de 2,6 ±3,4 x 10^9

Os índices hematológicos médios foram mais elevados no grupo de doentes que faleceram e estas diferenças foram estatisticamente significativas. O INL médio foi de 20,4 ±16,9 nos doentes que morreram VS 7,5 ±4,9 nos doentes que melhoraram (p = 0,001). O LIP médio foi de 417,1 ±379,7 nos doentes que faleceram VS 247,7 ±127,4 nos doentes que melhoraram; p = 0,038. Finalmente, o IIIS médio foi significativamente mais elevado nos doentes que faleceram VS nos doentes que melhoraram (4,8 ±6,1 VS 1,9 ±1,2; p = 0,030, respetivamente).

Concluiu-se que os índices de neutrófilos-linfócitos, plaquetas-linfócitos e de imunidade-inflamação sistémica em doentes com pneumonia por COVID-19 podem ser utilizados como preditores de gravidade e de evolução hospitalar. Secundariamente, podem traduzir-se num processo inflamatório grave e numa perda de homeostasia do sistema imunitário das pessoas afectadas, conduzindo a um prognóstico grave e mau.

A taxa de sedimentação de eritrócitos ou taxa de sedimentação de eritrócitos é um teste que é categorizado como um reagente de fase aguda não específico que pode estar relacionado com infecções, neoplasias e outros estados inflamatórios, no entanto, no contexto pandémico pode ser muito útil como marcador de inflamação associada.

A função renal e hepática também pode ser observada nas análises sanguíneas básicas. Tendo em conta a natureza politrópica do Sars Cov 2, é importante monitorizar estes e outros órgãos, uma vez que qualquer um deles pode ser afetado. A monitorização deve incluir a monitorização dos azoósidos, bem como das transaminases, bilirrubinas e proteínas. A lactato desidrogenase (LHD) pode atuar como um reagente de fase aguda, tal como a albumina, no entanto, a primeira pode estar associada a uma maior gravidade e a um pior prognóstico. O desequilíbrio eletrolítico é raro nesta virose, mas pode acompanhar a insuficiência renal, pelo que a monitorização iónica é importante.

Outras medições de base podem incluir a medição da creatina fosfoquinase total, da pré-albumina ou do fibrinogénio, que actuam como outros reagentes de fase aguda não específicos que reflectem a inflamação.

A medição da oxigenação.

Tratando-se de uma patologia com grande envolvimento pulmonar, as funções deste órgão são afectadas principalmente as relacionadas com a hematose, sendo o fenómeno fisiopatológico a inflamação da membrana alveolocapilar que conduz a uma insuficiência respiratória aguda sugestiva de lesão pulmonar aguda. No entanto, durante esta pandemia, foi observado um fenómeno nas fases iniciais que foi rotulado como "hipoxia silenciosa" ou "hipoxia feliz", em que o doente não manifesta clinicamente dispneia grave ou outros sinais de insuficiência respiratória, mas, na análise da oxemia sanguínea, verifica-se que esta se encontra diminuída num grau variável. À medida que a infeção progride e os danos pulmonares se tornam mais evidentes, a complicação mais preocupante da infeção por SARS-CoV-2 (covid-19) é a **insuficiência respiratória hipoxémica aguda** que requer ventilação mecânica. Foram sugeridos vários mecanismos para a hipoxémia substancial observada em muitos doentes. Estes incluem edema pulmonar, hemoglobinopatias, oclusão vascular e um desfasamento entre a ventilação e a perfusão. **A histopatologia** disponível, no entanto, mostra **danos alveolares difusos** consistentes com a síndrome de dificuldade respiratória aguda (SDRA). Várias das outras etiologias sugeridas também são consistentes com a SDRA, e **os trombos** microvasculares e macrovasculares na SDRA são reconhecidos há décadas. A *complacência* ou elasticidade pulmonar variável associada à Covid-19 grave é comparável aos valores *de complacência* pulmonar registados na SDRA, o que, em última análise, se traduz em danos na ultra-estrutura pulmonar por ação direta do vírus ou do complexo antigénio-anticorpo, conduzindo a um processo inflamatório grave, a alterações na hematose e, se o processo continuar, à ativação de cascatas inflamatórias e de coagulação, à falência de múltiplos órgãos e à morte.

De acordo com estas evidências, a medição da oxigenação através de oxímetros digitais ou de gases no sangue arterial (mais precisos e fiáveis com a técnica adequada) ajuda-nos a demonstrar a presença de hipoxia silenciosa ou sintomática. Uma determinação da oxigenação inferior a 94% deve alertar-nos para uma lesão pulmonar incipiente ou ainda não manifestada clinicamente. Quando a oxemia diminui para 90% ou menos, e está associada a sintomas de alarme (dispneia, angina ou dor torácica, pieira, cianose, vómitos, diarreia ou dor abdominal e sintomas neurológicos), principalmente em doentes de alto risco, estes devem ser encaminhados para um hospital para cuidados de Covid-19, uma vez que a gravidade do caso e o prognóstico podem ser deletérios, e existe uma elevada probabilidade de necessitarem de oxigenoterapia com ventilação não invasiva ou ventilação mecânica invasiva, para além dos cuidados críticos.

Fluxograma do tratamento ambulatório e critérios de encaminhamento para o hospital.

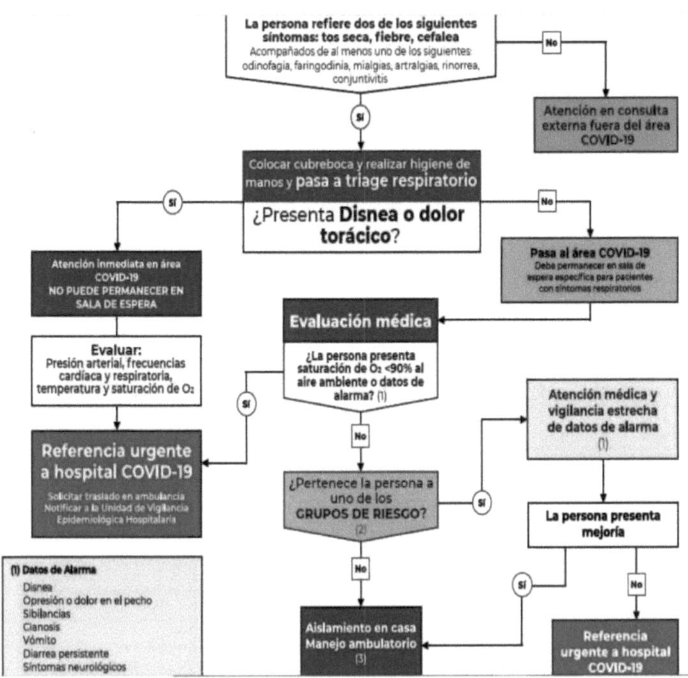

Obtido em: https://coronavirus.gob.mx/wp-content/uploads/2020/04/Flujograma Atencion Primer Ni vel 13042020.pdf

Diagnóstico de certeza e confirmação laboratorial.

De acordo com a definição de caso confirmado, é necessário e recomendado um teste viral direto ou a formação de anticorpos secundários à infeção:

Deteção do Sars-Cov 2 por técnicas de biologia molecular, principalmente PCR-RT, das quais são reconhecidos 7 protocolos aprovados pela OMS, que procuram vários genes virais como alvos para um diagnóstico com maior certeza; quanto mais genes forem procurados, maior será a sensibilidade.

China CDC, China	ORF1ab and N
Institut Pasteur, Paris, France	Two targets in RdRP
US CDC, USA	Three targets in N gene
National Institute of Infectious Diseases, Japan	Pancorona and multiple targets, Spike protein
Charité, Germany	RdRP, E, N
HKU, Hong Kong SAR	ORF1b-nsp14, N
National Institute of Health, Thailand	N

Num estudo de 205 doentes com infeção confirmada por Covid-19, a positividade da RT-PCR foi mais elevada nas amostras de lavado broncoalveolar (93%), seguida da expetoração (72%), da zaragatoa nasal (63%), das fezes

(57%) e da zaragatoa faríngea (32%). Os resultados **falsos negativos** ocorreram principalmente devido ao momento inadequado da colheita de amostras em relação ao início da doença e à má técnica de amostragem, especialmente das zaragatoas nasofaríngeas.

A especificidade da maioria dos testes RT-PCR é de 100% porque o desenho do iniciador é específico para a sequência do genoma Sars-Cov2. Podem ocorrer resultados falsos positivos ocasionais devido a erros técnicos e contaminação dos reagentes.

Pode detetar a presença do vírus logo no primeiro dia e manter-se positivo até 6 semanas após o diagnóstico inicial.

A infeção por Covid-19 também pode ser detectada indiretamente através da medição da resposta imunitária do hospedeiro à infeção por Sars-Cov2. Esta é a razão para a determinação de IgM e IgG no soro.

Num estudo com 140 doentes, a sensibilidade combinada da PCR e da IgM por ELISA visando o antigénio do nucleocapsídeo (N) foi de 98,6% contra 51,9% com um único teste PCR. Durante os primeiros 5,5 dias, a PCR quantitativa teve uma taxa de positividade mais elevada do que a IgM, enquanto a IgM (ELISA) teve uma taxa de positividade mais elevada após o dia 5,5 de doença.

Os testes de anticorpos IgM e IgG baseados em ELISA têm uma especificidade superior a 95% para o diagnóstico da Covid-19. A análise de amostras de soro emparelhadas com a PCR inicial e a segunda PCR duas semanas depois pode aumentar ainda mais a precisão do diagnóstico. Normalmente, a maioria dos anticorpos é produzida contra a proteína mais abundante do vírus, que é a N.

Por conseguinte, os testes que detectam anticorpos contra N seriam os mais sensíveis. No entanto, o domínio de ligação ao recetor da proteína S (RBD-S) é a proteína de ligação ao hospedeiro, e os anticorpos contra RBD-S seriam mais específicos e espera-se que sejam neutralizantes. Por conseguinte, a utilização de um ou de ambos os antigénios para detetar IgG e IgM resultaria numa sensibilidade elevada. No entanto, os anticorpos podem apresentar reação cruzada com o Sars-Cov1 e possivelmente com outros coronavírus.

Os testes rápidos para a deteção de anticorpos têm sido amplamente desenvolvidos e comercializados e são de qualidade variável. Muitos fabricantes não revelam a natureza dos antigénios utilizados. Estes testes são de natureza puramente qualitativa e só podem indicar a presença ou ausência de anticorpos contra o Sars-Cov2. No México, a COFEPRIS publicou uma lista de testes rápidos baseados em IgM e IgG, cuja utilização é recomendada devido às suas normas de qualidade e reprodutibilidade:

- Architect SARS CoV-2 IgG, de Abbott Laboratories Inc;
- 2019-nCoV Specific Test (IgG & IgM antibody determination kit) Beijing Diagret Biotechnologies Co., Ltd;
- Cassete COVID 19 IgG-IgM, Hangzhou Biotest Biotech Co. Ltd.
- Certum 2019-nCov IgG/IgM da AllTest Biotech;
- Panbio Covid-19 IgG/IgM de Abon Biopharm;
- IgG/IgM do novo Coronavírus 2019 nCoV da Genrui Biotech;

y

- SD Biosensor Padrão Q IgM/IgG.

A interpretação das serologias baseadas em IgM e IgG baseia-se em:

A presença de anticorpos IgG sugere que o indivíduo foi exposto ao vírus e desenvolveu uma resposta imunitária, que ocorre normalmente pelo menos duas semanas após a exposição e a expressão clínica da doença. Não determina categoricamente que a pessoa já não está em risco de contrair a doença, mas sugere que o risco é menor do que o de alguém que não tem anticorpos.

A presença de anticorpos IgM indica que o indivíduo foi exposto ao vírus e sugere que o contacto ocorreu nas duas semanas anteriores à amostragem.
A presença simultânea de anticorpos IgG e IgM indica que a doença está a ultrapassar a sua forma aguda.

- **IgM - / IgG -** Sem evidência de infeção por SARS-Cov 2
- **IgM +/ IgG -** Provável infeção recente sem anticorpos protectores

- **IgM +/ IgG +** Provável infeção recente com desenvolvimento de anticorpos protectores
- **IgM - / IgG +** Provável infeção passada com anticorpos protectores

A presença de **anticorpos neutralizantes** só pode ser confirmada por um teste de neutralização por redução em placa. No entanto, foi demonstrado que títulos elevados de anticorpos IgG detectados por ELISA se correlacionam positivamente com anticorpos neutralizantes.

Importância das paraclínicas para medir a gravidade e o prognóstico das doenças.

Para determinar a gravidade da doença, para além do quadro clínico e dos dados de alarme, é necessário medir os índices hematológicos e determinar a linfopenia e a plaquetopenia graves, que são, *por si só,* marcadores de gravidade. Outros estudos são de extrema importância: **níveis de D-dímero, ferritina sérica e níveis de IL-6**, principalmente no doente que desenvolveu pneumonia, hipoxia e/ou insuficiência respiratória aguda, para além do risco de tempestade de citocinas que resulta numa síndrome hiperinflamatória mal reconhecida (denominada **linfohistiocitose hemofagocítica secundária - SHLH**) caracterizada por hipercitocinemia fulminante e fatal com falência de múltiplos órgãos. Nos adultos, é mais frequentemente desencadeada por infecções virais e ocorre em 3,7-4,3% dos casos de sépsis. Podem também ocorrer fenómenos trombóticos que acompanham a ativação simultânea da coagulação e da inflamação e que podem ser detectados por estes estudos.

As características cardinais da SHLH incluem febre constante, citopenias e hiperferritinemia; o envolvimento pulmonar (incluindo ARDS) ocorre em aproximadamente 50% dos doentes.

Um perfil de citocinas semelhante ao da SHLH está associado à gravidade da doença de Covid-19, caracterizado por um aumento das interleucinas (IL)-2, IL-7, fator estimulador de colónias de granulócitos, proteína 10-y induzível por interferão, proteína 1 quimioatraente de monócitos, proteína 1 inflamatória de macrófagos e fator de necrose tumoral-α. O Hscore foi concebido para os identificar.

Os preditores de mortalidade de um estudo retrospetivo e multicêntrico recente de 150 casos confirmados de Covid-19 em Wuhan, China, incluíram ferritina elevada (média de 1297,6 ng/ml em não sobreviventes vs. 614,0ng/ml em sobreviventes; p<0,001) e IL-6 (p<0,0001), sugerindo que a mortalidade pode ser devida a hiperinflamação viral, que deve ser identificada para diminuir as taxas de mortalidade nestes doentes.

Pontuação H

Variable	Puntaje
Temperatura	
<38,4 °C	0
38,4 a 39,4 °C	33
>39,4 °C	49
Organomegalia	
Ninguna	0
Hepato O esplenomegalia	24
Hepato Y esplenomegalia	38
Número de citopenias (1)	
Un linaje	0
Dos linajes	24
Tres linajes	34
Triglicéridos	
< 132,75 mg	0
132,75 a 354 mg	44
> 354 mg	64
Fibrinógeno	
> 2,5 g/l	0
≤ 2,5 g/l	30
Ferritina	
< 2000 ng/ml	0
2000-6000 ng/l	35
> 6000 ng/l	60
Aspartato aminotransferasa	
< 30 UI/l	0
≥ 30 UI/l	19
Hemofagocitosis en aspiración medular	
NO	0
SÍ	35
Inmunosupresión conocida (2)	
NO	0
SÍ	18

O **Hscore** gera uma probabilidade da presença de HLH secundária.

Avalia 9 variáveis estabelecidas, com pontuações que vão de 0 a 347.

Os valores de HS superiores a 169 são 93% sensíveis e 86% específicos para HLH.

Tenha em atenção que a hemofagocitose da medula óssea não é obrigatória para o diagnóstico de HLH.

(1) Citopenias: Refere-se a Hb 9,2g ou menos, leucócitos 5.000 células ou menos, plaquetas 110.000 ou menos.

(2) Imunossupressão conhecida: VIH ou com terapia imunossupressora

Estudos de gabinetes

Entre os estudos laboratoriais utilizados nos doentes afectados pela Covid-19, a radiografia do tórax e a tomografia axial computorizada (pulmonar ou abdominal, consoante a doença) são os mais importantes.

A TC do tórax é considerada o primeiro estudo a ser realizado em toda a patologia pulmonar e pode detetar até 50% das alterações que afectam os pulmões. É muito útil no acompanhamento da evolução do processo mórbido. Não esquecer que a imagem pode ser afetada por múltiplos factores do hospedeiro (idade, constituição, sexo, comorbilidades).

Os achados na pneumonia viral (incluindo a Covid-19) são: imagem em vidro despolido, áreas de consolidação uni ou bilateral, opacidades nodulares, espessamento dos brônquios, derrame pleural escasso. Cinquenta por cento dos casos podem ter uma TAC torácica normal.

A TC torácica é um método mais eficaz do que a TC torácica quando esta última é normal, com uma sensibilidade de 97% para os casos de Covid-19. Os padrões mais frequentemente encontrados são as imagens em vidro despolido distribuídas perifericamente de forma bilateral, embora também possam ser encontrados afinamento septal peribrônquico, interlobular, padrão em pedra de calçada e várias consolidações pulmonares.

Em comparação com a PCR-RT, que tem uma sensibilidade média de 59% para o diagnóstico da Covid-19, a TC tem uma sensibilidade de 88%. Quando ambas as técnicas são combinadas, a sensibilidade aumenta para 97%. A positividade da TC pode ser registada até 75% mesmo quando a RT-PCR é negativa. Antes de um RT-PCR positivo, 60-93% das pessoas afectadas já têm uma TAC positiva para a Covid-19. 42% das pessoas afectadas apresentam melhorias radiológicas antes de uma RT-PCRR negativa.

Existem alguns escores que foram utilizados durante a pandemia que ajudam no diagnóstico das pneumonias por Covid-19, são eles:

Pontuação de Gravidade Radiológica da Covid-19 (Pontuação CXR da Covid-19).

Baseado na pontuação RALE, é uma escala de 8 pontos em que cada pulmão é dividido em 4 segmentos, cada um cobrindo 25% da imagem, sendo o hilo pulmonar o centro. Cada pulmão é pontuado de 0 a 4 de acordo com os segmentos afectados por consolidações ou vidro despolpado. 25%: 1 ponto, 50%: 2 pontos, 75%: 3 pontos, >75%: pontos. De acordo com a pontuação obtida, o grau de envolvimento radiológico é classificado: Normal: 0, ligeiro: 1-2, moderado: 3-6, grave >6.

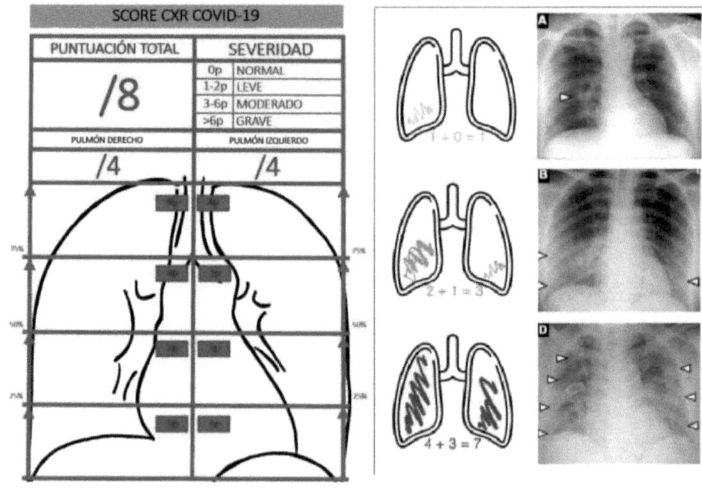

Quanto à TC, existe uma pontuação utilizada para a classificação da doença chamada CORADS, que se baseia no nível de suspeita e nos achados tomográficos.

	Nível de suspeição	Conclusões
CORADS-1	Nenhum, Normal	Normal ou anormal não infecioso
CORADS-2	Abaixo de	Anomalias infecioso NÃO Covid-19
CORADS-3	Intermediário	Imagens da dúvida perante a provável Covid-19
CORADS-4	Elevado	Suspeita de anomalias relacionadas com a Covid-19
CORADS-5	Muito elevado	Covid-19, imagens características
CORADS-6	PCR-RT +	Doença confirmada até 97%.

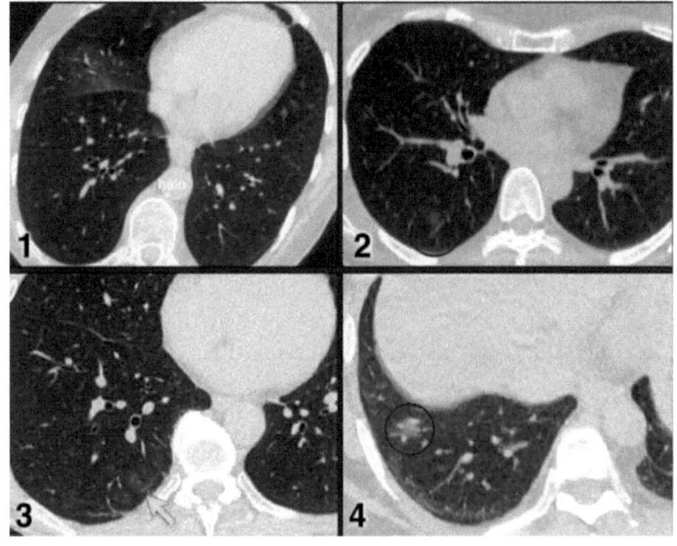

O quadro começa a sugerir CORADS-3 e somos forçados a excluir a Covid-19.

CORADS-3.

Áreas de depulpação vítrea subpleural, algumas áreas de consolidação unifocal.

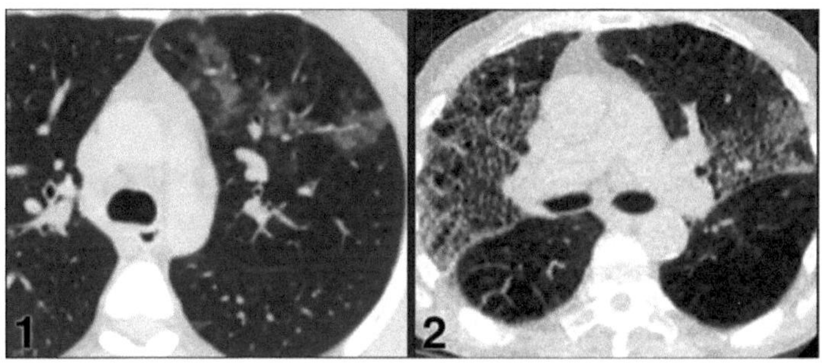

CORADS-4.

Depulpação vítrea unilateral, áreas de consolidação bilaterais, enfisema.

A suspeita de Covid-19 é muito elevada e, no cenário pandémico, a probabilidade de envolvimento do Sars Cov 2 é muito elevada, até prova em contrário.

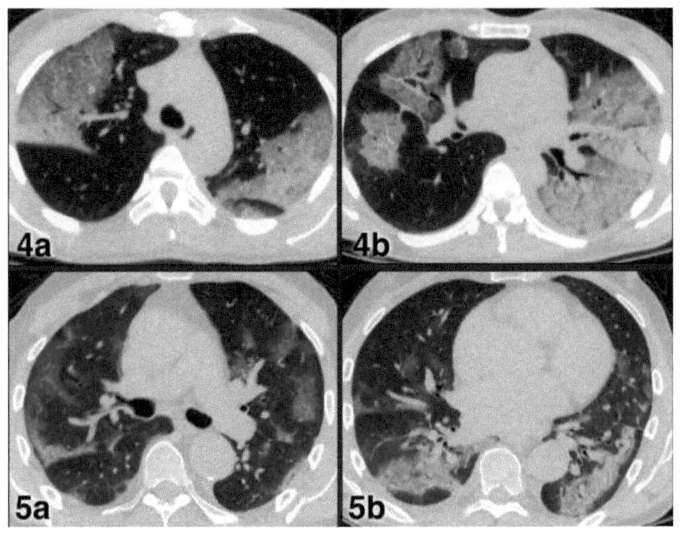

CORADS-5.

Multifocal, vidro despolido e várias zonas de consolidação.

Diagnóstico tomográfico da Covid-19

CORADS-6. Refere-se a esta imagem e ao PCR-RT+.

As CORADS 1-2 são omitidas por não serem características.

Referências

* Lagunas-Alvarado M, Mijangos-Huesca FJ, Terán-González JO, Lagunas-Alvarado MG et al. Índice de imunidade-inflamação sistémica na sépsis. Med Int Mex. 2017 maio;33(3):303-309.
* Zahorec R. Ratio of neutrophil to lymphocyte counts- rapid and simple parameter of systemic inflammation and stress in critically ill. Bratisl Lek Listy. 2001; 102(1):5-14.
* Del Carpio-Orantes L. De 2019-nCoV a COVID-19, caraterização da doença. Med Int Mex. 2020 Mayj unio;36(3):414-417. http s://doi.org/10.24245/mim.v36i3.4009

* file:///C:/Users/User/Downloads/whoinhouseassays.pdf

* https:// www. intramed. net/ contenidover.asp? contenidoid=9611 0

* https://dispositivosmedicos.org.mx/pruebas-rapidas-authorised-by-cofepris-for-diagnosis-coronavirus/

* https://www.intramed.net/contenidover.asp?contenidoid=957 2 0

* http s : //drive .google.com/file/d/1 qLLy6qUg 1kxVPWTq AOVr RiMEnMDSyu0P/view

* https://fmri.org.mx/wp/covid-19/

* https://fmri.org.mx/wp/wp-content/uploads/2020/04/Estratificacio%CC%81n-severidad-covid19-mediante-rx.pdf.pdf.pdf.pdf.pdf.pdf.pdf.pdf.pdf.pdf.pdf.pdf.pdf.pdf

* https://radiologyassistant.nl/chest/covid-19-corads-classificação

Pneumonia por Covid-19, revisão das evidências terapêuticas farmacológicas e ventilatórias.

Desde a descrição do primeiro surto de pneumonia atípica em Wuhan, na China, no final de dezembro de 2019, a subsequente deteção do agente do género coronavírus, agora denominado Sars Cov2 e o seu padrão Covid-19, caracterizado principalmente por sintomas respiratórios que podem ser classificados como ligeiros em 80% dos casos, moderados (exigindo internamento hospitalar) em 15% e pneumonia grave em 5% dos casos (exigindo gestão em cuidados intensivos, intubação, medicamentos parenterais, suporte de vida, entre outros).

A doença é causada por um vírus RNA positivo de cadeia simples, da ordem Nidovirales, da família Coronaviridae, subfamília Coronavirinae, da qual existem 4 géneros: alphacoronavirus, betacoronavirus, gammacoronavirus e deltacoronavirus, destes existem sete estirpes registadas de coronavírus que podem causar infeção nos seres humanos (CoV-229E, CoV-OC43, CoV-NL63, CoV-HKU1, Sars Cov1, Mers Cov e Sars Cov2); três destas estirpes têm um potencial pandémico significativo, afectando a humanidade em diferentes períodos de tempo, a SARS (Síndrome Respiratória Aguda Grave) causada pelo Sars Cov1 em 2003, com mais de 8 090 casos, 774 mortes e uma taxa de letalidade de 10%, MERS (Middle East Respiratory Syndrome) condicionada pelo coronavírus com o mesmo nome, que em 2012 teve o seu maior pico com 2.494 casos, 858 mortes e 35% de letalidade e atualmente Covid-19, causada pelo Sars Cov2, com mais de 5.371.000 casos e mais de 344.000 mortes e letalidade global de 6.7%.[1]

De acordo com várias meta-análises da experiência chinesa, os doentes com doenças crónicas degenerativas (principalmente diabetes mellitus, hipertensão), bem como a obesidade e as doenças cardiovasculares, são os principais factores de risco,

Paradoxalmente, alguns relatórios mencionam a população pneumopática como tendo uma baixa incidência. Nas latitudes americanas e europeias, a incidência tem variado; num estudo boliviano, os principais factores de risco são os maiores de 60 anos e os hipertensos; curiosamente, os diabéticos foram pouco afectados.

No entanto, à medida que a pandemia progride, têm sido observados casos graves mesmo em pessoas saudáveis, jovens e atléticas, pelo que têm sido considerados outros factores, como o estado imunitário ou a genética.

Os principais sintomas são sintomas respiratórios como tosse, dispneia, anosmia/disgeusia, desconforto faríngeo, dispneia de graus variados, entre outros. Outro sintoma principal é a febre e o mal-estar geral. Em menor grau, foram notificadas diarreia, dores abdominais, incluindo abdómen agudo, várias dermatoses e falência de órgãos em casos graves, incluindo sépsis agregada, coagulação intravascular disseminada e outros fenómenos trombóticos que resultam numa elevada mortalidade. [2,3]

Em relação ao diagnóstico, a suspeita clínica é importante, embora no cenário pandémico praticamente todos os doentes possam ser suspeitos de Covid-19 até prova em contrário. Foram relatados sintomas respiratórios típicos e atípicos, que podem começar com dor abdominal, desconforto urinário ou outros sintomas não pulmonares, pelo que a acuidade clínica deve ser precisa; É confirmada por estudos laboratoriais básicos, como a citometria sanguínea, que evidencia principalmente linfopenia, leucopenia ou leucocitose, bem como reactivos de fase aguda elevados, como a VHS, a PCR, a DHL e outros mais específicos, como o dímero D e a ferritinemia; também estudos confirmatórios por técnicas de qPCR-RT e tomografia computadorizada simples do tórax, que produz dados de pneumonia viral em estágios iniciais e casos leves com o padrão de vidro despolpado e em áreas de casos graves.

Os principais estudos de certeza são os estudos de consolidação, que podem ter diferentes localizações no parênquima pulmonar, mesmo peribrônquico, e podem mesmo complementar-se para um melhor e mais precoce diagnóstico.

Todos os casos foram tratados com esquemas farmacológicos que não estão bem padronizados, uma vez que ainda não existe um tratamento totalmente aprovado para a sua utilização, com base na experiência anterior com coronavírus pandémicos como o SARS e o MERS, No entanto, o atual coronavírus parece diferir dos seus antecessores em várias situações, como os seus mecanismos de transmissão, entrada na célula hospedeira, envolvimento de múltiplos órgãos, sendo atualmente classificado como pneumotrópico, neurotrópico, enteropático, epiteliotrópico, provavelmente teratogénico, entre outros.

É também preocupante que, na ausência de um tratamento de eleição, muitos fármacos sejam testados in vitro e depois levados para a esfera clínica ou, devido a experiências pandémicas anteriores, tenham sido utilizados fármacos que na altura serviram para conter tais pandemias, mas vários deles têm demonstrado pouca ou nenhuma eficácia in vivo, bem como a presença de efeitos adversos que podem acrescentar comorbilidade aos casos graves, limitando e descartando as poucas opções terapêuticas.

Desde o início do surto de Covid-19 e após a identificação do Sars Cov2 como o agente causal e até então desconhecido, sabe-se agora que está mais relacionado filogeneticamente com o Sars Cov1, o produtor da SRA, pelo que os primeiros esquemas terapêuticos se basearam nesta relação, no entanto, após a evidência acumulada muitos fármacos foram descartados pelo seu efeito terapêutico nulo ou pobre e/ou por causarem efeitos adversos, os esquemas desde o início até aos actuais são:

- Macrólidos e outros antibióticos. Devido ao seu efeito antiviral secundário identificado em alguns estudos e ao facto de terem sido utilizados em alguns casos durante as pandemias de SARS-Cov e MERS-Cov, estes antibióticos foram inicialmente propostos para o tratamento da Covid-19, sendo os principais candidatos a azitromicina, a carrimicina e a claritromicina. No entanto, as evidências actuais refutaram a sua utilidade, mencionando mesmo complicações cardiovasculares (prolongamento do intervalo QT, várias arritmias, etc.) e, em combinação com outros medicamentos, podem aumentar a mortalidade dos doentes afectados pela Covid-19. Outros antibióticos atualmente utilizados são os glicopeptídeos, principalmente a teicoplanina, que mostrou alguma eficácia na pandemia de MERS, e estão a ser realizados estudos sobre a Covid-19, mas até agora não há provas que apoiem a sua utilização. [4,5,6]

- Inibidores da neuraminidase e outros antivirais anti-influenza. Inicialmente, o oseltamivir, o zanamivir e o peramivir obtiveram algum potencial anti-Covid-19, mas não demonstraram eficácia clínica como agentes de tratamento para os coronavírus e são atualmente desaconselhados porque o seu mecanismo de ação, inibindo as neuraminidases, que os coronavírus não produzem, não tem qualquer efeito. A ribavirina demonstrou um efeito modesto em casos ligeiros, diminuindo as concentrações de hemoglobina. O favipiravir, outro agente antivírico utilizado em casos de gripe, demonstrou melhorar os sintomas clínicos e aumentar a recuperação, bem como diminuir a progressão para doença respiratória grave. Por último, o umifenovir (arbidol), outro medicamento anti-influenza, demonstrou ser eficaz no tratamento de doentes com Covid-19 isoladamente ou em combinação com anti-retrovirais, mas ainda são necessárias mais provas clínicas para confirmar a sua utilidade. [5,7,8]

- Remdesivir. Um pró-fármaco pertencente ao grupo dos análogos de nucleótidos, foi anteriormente utilizado em surtos de Ébola, bem como noutros vírus como o vírus de Marburgo, o vírus sincicial respiratório e o vírus de Lassa, bem como durante surtos de SARS e MERS, e é um dos principais antivíricos actuais no arsenal anti-Covid-19, demonstrou melhorar os sintomas e encurtar o curso clínico, diminuir a progressão da doença para formas graves e melhorar o prognóstico, mesmo em doentes em estado crítico, no entanto, são ainda necessários mais estudos para uma indicação completa e estão em curso vários estudos. [9,10,11,12]

- Antimaláricos. Tal como os antivirais, os antimaláricos foram dos primeiros fármacos a ser utilizados como tratamento de primeira linha para a infeção por Sars Cov2, devido à evidência in vitro de efeitos antivirais e anti-inflamatórios; no entanto, foram agora observadas complicações cardiovasculares e oftálmicas, Por isso, a sua utilização tem sido desaconselhada tanto na profilaxia pré e pós-exposição (profissionais de saúde) como no tratamento da Covid-19, e a única recomendação é no contexto de um ensaio clínico controlado com avaliação pré-utilização da função cardíaca e do intervalo QT, uma vez que, em combinação com outros fármacos que afectam o intervalo QT, têm provocado prolongamento do intervalo QT, bradicardia, arritmias e até torsades de pointes. Um estudo recente que envolveu mais de 96.000 doentes não só não mostrou utilidade destes fármacos isoladamente ou em combinação com macrólidos, como também aumentou o risco de mortalidade intra-hospitalar durante a sua utilização. Outro estudo concluiu que a hidroxicloroquina não melhorou o risco de intubação ou morte em doentes críticos. [4,5,13,14,15]

- Anti-retrovirais. Os principais medicamentos

Os antirretrovirais utilizados no início da pandemia foram a emtricitabina/tenofivir, o darunavir, o cobicistate e o lopinavir/ritonavir, sendo este último o principal agente estudado e utilizado isoladamente ou em combinação com outros fármacos; no entanto, a evidência atual mostra que não há benefício da sua utilização nos casos ligeiros ou graves (não acelerou significativamente a melhoria clínica, nem reduziu a mortalidade ou a deteção do RNA viral faríngeo), nem reduziu a mortalidade ou a deteção do RNA viral faríngeo), e a sua utilização, principalmente em associação com outros fármacos, pode ter efeitos indesejáveis (cardiovasculares, dislipidémicos, gastrointestinais e pancreáticos). Alguns autores defendem que não deve ser excluída definitivamente, embora sejam necessários mais estudos controlados e aleatórios para definir a utilidade deste fármaco no tratamento da Covid-19. [16,17,18,19]

- **<u>Antiparasitários</u>**. Deste grupo, destaca-se a ivermectina, um fármaco que in vitro demonstrou inibir fortemente a replicação do Sars Cov2 com uma dose única que levou a uma diminuição drástica da carga viral em 48 horas, razão pela qual foi aprovado pela FDA para investigação. No entanto, não existem estudos controlados e aleatorizados que forneçam mais evidências a este respeito, embora esteja atualmente em ascensão após a desmistificação dos fármacos anteriormente mencionados. Aguardam-se resultados de estudos controlados e aleatórios posteriores.

A nitazoxanida, outro medicamento antiparasitário com potencial antiviral, revelou-se útil durante a pandemia de MERS-Cov e foi implementada na Covid-19 com resultados encorajadores, principalmente em combinação com a azitromicina, embora sejam necessários mais estudos para demonstrar a sua plena funcionalidade. [20,21]

- **Interferão.** Após os bons resultados que apresentou nas pandemias de SARS-Cov e MERS-Cov, começou a ser utilizado na Covid-19 com aparentes bons resultados na redução da presença viral no trato respiratório, bem como na diminuição dos níveis de citocinas pró-inflamatórias. Tem sido estudado em monoterapia ou em combinação com outros fármacos, principalmente arbidol e lopinavir/ritonavir, com resultados iguais. [22,23]

- **Esteróides.** Relativamente à utilização de esteróides sistémicos, os resultados são mistos, havendo quem apoie a sua utilização sobretudo em doentes críticos com síndrome de dificuldade respiratória aguda ou disfunção orgânica devido a sépsis secundária. No entanto, alguns autores referem que em lesões pulmonares graves devidas a Sars Cov2 não há evidência da sua utilidade. Uma revisão sistémica e meta-análise concluiu que a utilização de esteróides sistémicos em casos graves de Covid-19 estava associada a um aumento da mortalidade, pelo que a sua utilização de rotina não é recomendada. Relativamente aos esteróides inalados, a ciclesonida demonstrou efeitos benéficos em alguns doentes, tanto pelo seu efeito anti-inflamatório local, como pelo bloqueio da replicação do Sars Cov2 no tecido pulmonar; no entanto, são necessários mais dados e estudos controlados. [24,25,26,27]

- **<u>Anticorpos monoclonais</u>**. Os principais agentes deste grupo que têm sido utilizados para o tratamento da Covid-19 são o bevacizumab e o tocilizumab, com mais experiência com este último e alguns estudos que suportam a sua utilização na pneumonia grave e na tempestade de citocinas. Um estudo recente mostra que, para além de melhorar o prognóstico e a evolução clínica da doença em doentes com pneumonia grave, também melhorou a linfopenia, a dispneia e a febre, diminuiu os níveis de IL-6 e de PCR e mostrou uma melhoria tomográfica na maioria dos doentes. [28,29,30,31]

- Diversos. Existem outros fármacos que podem ter efeitos promissores, mas que, devido à sua natureza, não foi possível estudar mais aprofundadamente, como os inibidores da JAK (fármacos que bloqueiam a sinalização das citocinas, como o tofacitinib e o ruxolitinib). A anakinra, devido ao seu efeito antagonista no recetor de IL-1, poderia ser útil em casos de tempestade de citocinas. A imunoglobulina intravenosa (IVIG) pode também desempenhar um papel na modulação de um sistema imunitário que se encontra num estado hiperinflamatório. Da mesma forma, outros antivíricos, como os utilizados em casos de hepatite viral, como o sofosbuvir ou a ribavirina, podem também ter certas indicações terapêuticas. [32,33] As vitaminas e os minerais têm sido utilizados como terapias adjuvantes, principalmente a vitamina C e D e o zinco para o tratamento da pneumonia por Covid-19. Outros elementos, como o dióxido de cloro, só podem causar toxicidade orgânica, pelo que não são recomendados.

Terapia anticoagulante. Para além da ativação da inflamação, a infeção por Covid-19 ativa a cascata de coagulação que predispõe à doença trombótica, tanto na circulação venosa como na arterial, devido à inflamação excessiva, à ativação plaquetária, à disfunção endotelial e à estase. Face ao exposto, recomenda-se a anticoagulação com heparinas de baixo peso molecular ou anticoagulantes orais em doentes hospitalizados, principalmente naqueles com D-dímero elevado superior a 1500ng/ml, sendo que a escolha do fármaco dependerá do contexto clínico do doente (utilização prévia de antiplaquetários, anticoagulantes, eventos trombóticos, etc.), anticoagulantes, eventos trombóticos prévios, doença cardíaca, etc.), gravidade do quadro, insuficiência renal ou hepática, plaquetas e hemorragia gastrointestinal, utilização de terapias de suporte como ECMO ou hemodiafiltração contínua, resistência à heparina associada à Covid-19; Durante o internamento recomenda-se a utilização de heparinas não fraccionadas ou de baixo peso molecular, tirando partido dos seus efeitos associados, para além da anticoagulação, tais como efeito imunomodulador, efeito anti-angiogénico, efeito anti-fibrótico, efeito anti-complementar e efeito anti-tumoral; Na alta hospitalar recomenda-se a manutenção da anticoagulação por pelo menos 45 a 60 dias devido aos riscos trombóticos pós Covid-19, preferindo os anticoagulantes orais como o Rivaroxaban, pois não necessitam de monitorização, podem ser consumidos em dose única diária e facilitam o plano de alta e a gestão em ambulatório. [34,35,36]

Estas terapêuticas farmacológicas devem ser adicionadas às várias terapêuticas de oxigenação consciente (ventilação prona) ou à utilização de ventilação mecânica assistida, que são das mais importantes e complementares das anteriores; Além disso, os doentes críticos podem necessitar de outras terapêuticas especiais, como a utilização de hemodiafiltração venosa contínua, membranas de oxigenação extracorporal, aplicação de plasma fresco convalescente de doentes recuperados, entre outras; no entanto, tal como acontece com as opções farmacológicas, não há certezas quanto à sua utilidade com indicações completas, pelo que resta aguardar os resultados de estudos multicêntricos ou meta-análises de metodologia científica rigorosa.

Conclusão.

Com base nas evidências actuais, podemos afirmar que são ainda necessários muitos estudos clínicos controlados para demonstrar a utilidade concreta de um determinado fármaco e que as evidências actuais nos levam a abandonar os esquemas inicialmente propostos; no entanto, alguns fármacos podem ainda ter alguma utilidade em casos ligeiros a moderados, embora devam ser tomadas precauções devido aos efeitos adversos que podem ocorrer na combinação de fármacos, Nos casos de pneumonia grave, para além do controlo ventilatório invasivo ou não invasivo, que é de extrema importância juntamente com a anticoagulação, foram reservados os fármacos mais promissores, mas infelizmente são difíceis de obter devido ao seu elevado custo e alguns não estão disponíveis em todas as regiões geográficas, sendo os mais representativos o tocilizumab e o remdesivir. [37]Aguardam-se os resultados de estudos multicêntricos e controlados, como o estudo

Solidarity , um ensaio clínico internacional que envolve mais de 90 países e que foi lançado pela Organização Mundial de Saúde e pelos seus parceiros para encontrar um tratamento eficaz para a Covid 19, O objetivo é reduzir o tempo burocrático que os ensaios clínicos controlados habitualmente demoram, de modo a dispor de informação fiável em menos tempo para ajudar a combater a atual pandemia, em que se demonstre com fiabilidade se medicamentos como o remdesivir, o lopinavir, o interferão e a hidroxicloroquina (a cloroquina foi retirada por falta de ação e elevada toxicidade) são úteis ou serão descartados, embora alguns estudos comecem a fornecer evidências nesse sentido. Devemos estar atentos à informação que se gera dia a dia para podermos ter mais opções terapêuticas e um melhor prognóstico para os doentes.

Revendo os arquivos do site *clinicaltrials.gov,* ainda há estudos em investigação e é preciso aguardar as informações que eles fornecem:

Ivermectina e Covid-19	**31 estudos**
Azitromicina e Covid-19	**99 estudos**

Remdesivir e Covid-19	**35 estudos**
Tocilizumab e Covid-19	**59 estudos**
Hidroxicloroquina e Covid-19	**232 estudos**
Lopinavir e Covid-19	**78 estudos**
Favipiravir e Covid-19	**28 estudos**
Interferão e Covid-19	**68 estudos**
Plasma de convalescença	**116 estudos**
IVIG e Covid-19	**361 estudos**
Nitazoxanida e Covid-19	**14 estudos**
Arbidol e Covid 19	**8 estudos**
Vacinas e Covid-19	**145 estudos**
Ciclesonida e Covid-19	**4 estudos**
Teicoplanina e Covid-19	**1 estudo**

Fases de la COVID-19

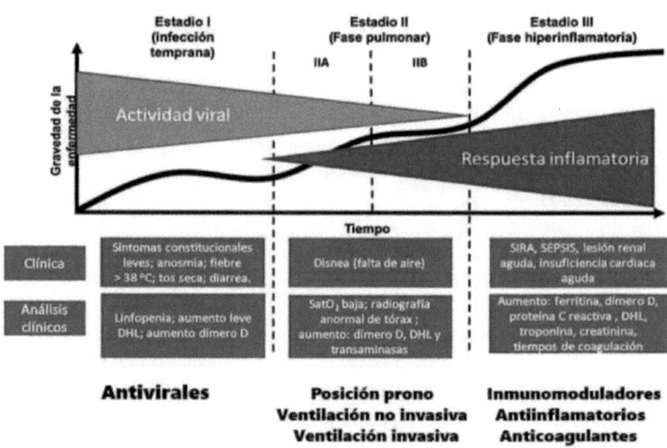

O tratamento deve ser iniciado logo que se suspeite da doença, no entanto, dependendo da fase da doença, alguns grupos farmacológicos ou intervenções podem ter mais peso do que outros. No entanto, a doença é dinâmica e pode passar de uma fase para outra em horas ou dias, dependendo de factores do hospedeiro, principalmente suscetibilidade e sistema imunitário, podendo também combinar tratamentos desde a fase inicial, abrangendo sempre as 3 possibilidades: infeção viral, inflamação e anticoagulação.

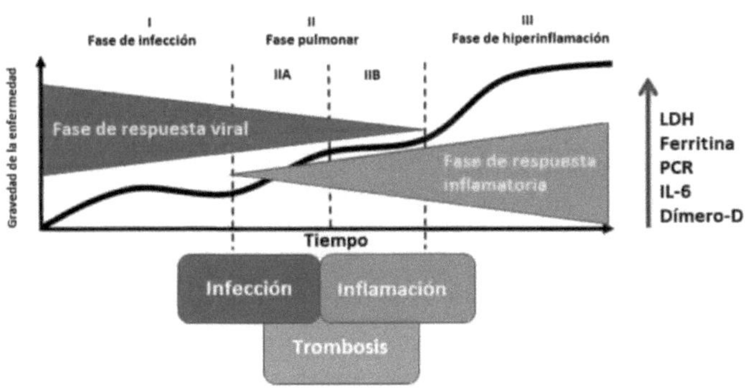

Vários antivirais são mais importantes na fase inicial ou de infeção viral, em que a carga viral ou a viremia são importantes, a oxigenoterapia ou a ventilação assistida na fase pulmonar é da maior importância, uma vez que o doente apresenta uma SRA florida, e a imunomodulação, A imunomodulação, a anti-inflamação e a anticoagulação na fase III, em que predomina a hiperinflamação e a tempestade de citocinas. No entanto, os marcadores de fase aguda, os índices de gravidade, o estado clínico e paraclínico do doente podem ajudar a decidir quando iniciá-los, o que pode ser desde a fase inicial e como um todo.

	Dose	Efeito

Remdesivir	200 mg IV dia 1 100mg/dia/10 dias	Antivirais
Ivermectina	12mg/dia/3d <90kg 18mg/dia/3d >90kg	Antivirais
Azitromicina	500mg inicial, 250mg-500mg diário (5 dias)	Antivirais
Hidroxicloroquina	400mg c/12 h dia 1 200mg c/12h 10 dias	Antivirais Imunomodulador
Lopinavir/ritonavir	200/50mg c/12hs V.O. durante 14 dias Dose de carga de 400 mg 100mg/dia/14 dias	Antivirais
Arbidol	200mgc/12hs VO 10-14 dias	Antivirais
Favipiravir	3200 mg dia 1 600mg c/12h 10 dias	Antivirais
Enoxaparina	1mg/kg/dia SC	Imunomodulador, Anticoagulante
Tocilizumab	8mg/kg, dose máxima 800mg; 3 doses	Imunomodulador, Anti-inflamatório
Interferão α 1b	Inalação (50mcg) cada 12 horas/14 dias	Imunomodulador, Antiviral
Interferão β 1b	8 milhões SC c/48hs 3 dosagem	Imunomodulador, Antiviral
Metilprednisolona	1mg/kg/d 5 dias	Anti-inflamatório
Dexametasona	10-20mg/dia 5 dias	Anti-inflamatório
Rivaroxabano	10-20mg/dia PO, 2-3 meses	Anticoagulante

Medicamentos mais utilizados durante a pandemia.

No que diz respeito à terapia ventilatória, é preferível adiá-la o mais possível, dada a elevada mortalidade do doente afetado pela Covid-19 uma vez entubado.

Uma vez documentada a hipóxia, é importante iniciar a suplementação de oxigénio, uma vez que a hipóxia crónica e persistente promove a inflamação, a trombose, a falência de órgãos, a acidose e a morte.

A oxigenação inicial pode ser efectuada com uma variedade de mecanismos não invasivos, desde pinças nasais, máscaras simples ou com reservatório até cânulas de alto fluxo, BiPap ou CPap. No entanto, podem ser necessárias concentrações elevadas de oxigénio suplementar.

A posição consciente prona demonstrou ser eficaz para melhorar a oxigenação no doente com Covid-19, exercendo um recrutamento alveolar, melhorando a hematose e diminuindo o processo inflamatório pulmonar.

Se infelizmente com as acções anteriores o doente

continuar hipoxémico, e com o acréscimo das comorbilidades associadas a este processo, será necessário implementar a ventilação mecânica invasiva (VMI).

A VM na SDRA tem sido experimentada e testada desde 1967 e tem evoluído ao longo dos anos; agora, com a pandemia, foram feitas recomendações por painéis de peritos para uma melhor gestão do doente afetado pela pneumonia por Covid-19, aprovadas pela OMS; estas recomendações procuram limitar os danos induzidos por estratégias ventilatórias agressivas, recomendando os seguintes parâmetros, idealmente numa Unidade de Cuidados Intensivos ou numa unidade Covid com pessoal experiente:

Volume corrente	**4-6 ml/kg**
Pressão de planalto	**< 30mmHg**
Pressão de acionamento (PlateauPEEP)	**< 15mmHg**
FiO2	**O necessário**
Qualificação da PEEP	**De acordo com o estado do doente e a SDRA, a fórmula pode ser utilizada: DP=PPlateau-PEEP**

Sedação	Adicionar bloqueio neuromuscular, melhoria sobrevivência (Reavaliar a utilização com PEEP elevada -sedação apenas-)
Recrutamento alveolar	Não é recomendável
Posição prona	Quando PAFI <150 apesar de altas doses de O2 16 horas/dia Balanços negativos (evitar o edema pulmonar)
Ventilação multipaciente	Não é recomendável

Referências

1. Fung TS, Liu DX. Coronavírus humano: Interação entre o hospedeiro e o agente patogénico. Annu Rev Microbiol. 2019;73:529-557. doi:10.1146/annurev-micro- 020518-115759.

2. Wu Z, McGoogan JM. Características e lições importantes do surto da doença de Coronavirus 2019 (COVID-19) na China: Resumo de um relatório de 72 314 casos do Centro Chinês de Controle e Prevenção de Doenças [publicado online antes da impressão, 2020 24 de fevereiro]. JAMA. 2020;10.1001/jama.2020.2648. doi:10.1001/jama.2020.2648

3. Rodriguez-Morales AJ, Cardona-Ospina JA, Gutiérrez-Ocampo E, et al. Características clínicas, laboratoriais e de imagem do COVID-19: Uma revisão sistemática e meta-análise. Travel Med Infect Dis. 2020;34:101623. doi:10.1016/j .tmaid.2020.101623

4. Mercuro NJ, Yen CF, Shim DJ, et al. Risco de prolongamento do intervalo QT associado ao uso de hidroxicloroquina com ou sem azitromicina concomitante entre pacientes hospitalizados com teste positivo para a doença de coronavírus 2019 (COVID-19) [publicado online antes da impressão, 2020, 1 de maio]. JAMA Cardiol. 2020;e201834. doi:10.1001/jamacardio.2020.1834

5. Gérard A, Romani S, Fresse A, et al. Uso "off-label" de hidroxicloroquina, azitromicina, lopinavir-ritonavir e cloroquina em COVID-19: Um inquérito sobre reacções adversas a medicamentos cardíacos pela Rede Francesa de Centros de Farmacovigilância [publicado online antes da impressão, 2020 7 de maio]. Therapie. 2020;S0040-5957(20)30091-3. doi:10.1016/j.therap.2020.05.002

6. Baron SA, Devaux C, Colson P, Raoult D, Rolain JM. Teicoplanina: um medicamento alternativo para o tratamento da COVID-19? Agentes Antimicrobianos Int J. 2020; 55 (4): 105944. doi: 10.1016 / j.ijantimicag.2020.105944

7. Yousefi B, Valizadeh S, Ghaffari H, Vahedi A, Karbalaei M, Eslami M. A global treatments for coronaviruses including COVID-19 [publicado online antes da impressão, 2020 May 11]. J Cell Physiol. 2020;10.1002/jcp.29785. doi:10.1002/jcp.29785.

8. Vankadari N. Arbidol: Um potencial medicamento antiviral para o

tratamento da SARS-CoV-2, bloqueando a trimerização da glicoproteína de pico [publicado online antes da impressão, 2020 Apr 28]. Int J Antimicrob Agents. 2020;105998. doi:10.1016/j.ijantimicag.2020.105998.

9. Cao YC, Deng QX, Dai SX. Remedivir para a síndrome respiratória aguda grave coronavírus 2 causando COVID-19: Uma avaliação das evidências [publicado online antes da impressão, 2020 abril 2]. Travel Med Infect Dis. 2020;101647. doi:10.1016/j.tmaid.2020.101647

10. Augustin M, Hallek M, Nitschmann S. Remdesivir bei Patienten mit schwerer COVID-19 [Remdesivir para pacientes com COVID-19 grave] [publicado online antes da impressão, 2020 Abr 24]. Internist (Berl). 2020;1- 2. doi:10.1007/s00108-020-00800-5

11. Reina J. Remdesivir, a esperança antiviral contra o SARS-CoV-2 [publicado online antes da impressão, 2020 Abr 1]. Rev Esp Chemother. 2020;reina01apr2020. doi:10.37201/req/098.2020

12. Beigel JH, Tomashek KM, Dodd LE, et al. Remdesivir para o Tratamento de Covid-19 - Relatório Preliminar [publicado online antes da impressão, 2020 22 de maio]. N Engl J Med. 2020;10.1056/NEJMoa2007764. doi:10.1056/NEJMoa2007764

13. Qaseem A, Yost J, Etxeandia-Ikobaltzeta I, et al. Os médicos devem usar cloroquina ou hidroxicloroquina isoladamente ou em combinação com azitromicina para a profilaxia ou tratamento de COVID-19? [publicado online antes da impressão, 2020 13 de maio]. Ann Intern Med. 2020;10.7326/M20-1998. doi:10.7326/M20-1998

14. Geleris J, Sun Y, Platt J, et al. Estudo observacional da hidroxicloroquina em pacientes hospitalizados com Covid-19. N Engl J Med. DOI: 10.1056/NEJMoa2012410.

15. Mandeep R Mehra, Sapan S Desai, Frank Ruschitzka, Amit N Patel. Hidroxicloroquina ou cloroquina com ou sem um macrólido para o tratamento da COVID-19: uma análise de registo multinacional. The Lancet, 22 de maio de 2020 DOI: 10.1016/S0140-6736(20)31180-6

16. Zhu Z, Lu Z, Xu T, et al. A monoterapia com Arbidol é superior ao lopinavir/ritonavir no tratamento da COVID-19 [publicado online antes da impressão, 2020 Abr 10]. J Infect. 2020;S0163-4453(20)30188-2.

doi:10.1016/j.jinf.2020.03.060

17. Deng L, Li C, Zeng Q, et al. Arbidol combinado com LPV / r versus LPV / r sozinho contra a doença do vírus Corona 2019: um estudo de coorte retrospetivo [publicado online antes da impressão, 2020 Mar 11]. J Infect. 2020;S0163-4453(20)30113-4. doi:10.1016/j.jinf.2020.03.002

18. Cao B, Wang Y, Wen D, et al. Um ensaio de lopinavir-ritonavir em adultos hospitalizados com Covid-19 grave. N Engl J Med 2020;382:1787-1799.

19. Stower, H. Lopinavir-ritonavir em COVID-19 grave. Nat Med 26, 465 (2020). https://doi.org/10.1038/s41591-020-0849-9

20. Caly L, Druce JD, Catton MG, Jans DA, Wagstaff KM. O medicamento aprovado pela FDA ivermectina inibe a replicação do SARS-CoV-2 in vitro [publicado online antes da impressão, 2020 abril 3]. Antiviral Res. 2020;178:104787. doi:10.1016/j.antiviral.2020.104787.

21. Kelleni MT. Combinação de nitazoxanida / azitromicina para COVID-19: Um novo protocolo sugerido para gerenciamento precoce [publicado online antes da impressão, 2020 de abril de 30]. Pharmacol Res. 2020;157:104874. doi:10.1016/j.phrs.2020.104874

22. Zhou Q, Wei X-S, Xiang X, et al. Tratamento com interferão-a2b para a COVID-19. medRxiv 2020 Abr. 10. doi: 10.1101/2020.04.06.20042580

23. Hung IF-N, Lung K-C, Tso EY-K, Liu R, Chung TW-H, Chu M-Y, Ng Y-Y, Lo J, Chan J, Tam AR, et al.: Combinação tripla de interferão beta-1b, lopinavir-ritonavir e ribavirina no tratamento de doentes internados no hospital com COVID-19: um ensaio aberto, aleatório, de fase 2. The Lancet 2020. https://doi.org/10.1016/S0140-6736(20)31042-4.

24. Russell CD, Millar JE, Baillie JK. A evidência clínica não suporta o tratamento com corticosteróides para lesão pulmonar por 2019-nCoV. Lancet. 2020;395(10223):473-475. doi:10.1016/S0140-6736(20)30317-2

25. Yang Z, Liu J, Zhou Y, Zhao X, Zhao Q, Liu J. O efeito do tratamento com corticosteróides em pacientes com infeção por coronavírus: uma revisão sistemática e meta-análise [publicado online antes da impressão, 2020 abril 10]. J Infect. 2020;S0163-4453(20)30191-2. doi:10.1016/j.jinf.2020.03.062

26. Iwabuchi K, Yoshie K, Kurakami Y, Takahashi K, Kato Y, Morishima T. Potencial terapêutico da inalação de ciclesonida para a pneumonia por COVID-19: Relato de três casos. J Infect Chemother. 2020;26(6):625-632. doi:10.1016/jjiac.2020.04.007

27. Matsuyama S, Kawase M, Nao N, et al. O corticosteroide inalado ciclesonide bloqueia a replicação do RNA do coronavírus visando o NSP15 viral. bioRxiv; 2020. DOI: 10.1101/2020.03.11.987016.

28. Xu X, Han M, Li T, et al. Tratamento eficaz de pacientes graves com COVID-19 com tocilizumab. Proc Natl Acad Sci U S A. 2020;117(20):10970-10975. doi:10.1073/pnas.2005615117.

29. Buonaguro FM, Puzanov I, Ascierto PA. Papel do anti-IL6R no tratamento da SDRA relacionada ao COVID-19. J Transl Med. 2020;18(1):165. Publicado em 2020 Abr 14. doi:10.1186/s12967-020-02333-9.

30. Alattar R, Ibrahim TBH, Shaar SH, et al. Tocilizumab para o tratamento da doença grave do coronavírus 2019 [publicado online antes da impressão, 2020 5 de maio]. J Med Virol. 2020;10.1002/jmv.25964. doi:10.1002/jmv.25964

31. Di Giambenedetto S, Ciccullo A, Borghetti A, et al. Uso off-label de Tocilizumab em pacientes com infeção por SARS-CoV-2 [publicado online antes da impressão, 2020 Abr 16]. J Med Virol. 2020;10.1002/jmv.25897. doi:10.1002/jmv.25897

32. Zhang W, Zhao Y, Zhang F, et al. A utilização de medicamentos anti-inflamatórios no tratamento de pessoas com doença grave causada pelo coronavírus 2019 (COVID-19): As perspectivas dos imunologistas clínicos da China. Clin Immunol. 2020;214:108393. doi:10.1016/j.clim.2020.108393.

33. Elfiky AA. Anti-HCV, inibidores de nucleotídeos, reaproveitamento contra COVID-19. Life Sci. 2020;248:117477.

doi:10.1016/j.lfs.2020.117477

34. Paranjpe I, Fuster V, Lala A, Russak A, Glicksberg BS, Levin MA, Charney AW, Narula J, Fayad ZA, Bagiella E, Zhao S, Nadkarni GN, Associação de Anticoagulação de Dose de Tratamento com Sobrevivência In-Hospitalar entre Pacientes Hospitalizados com COVID-19, Jornal do Colégio Americano de Cardiologia (2020), doi: https://doi.org/10.1016Zj.jacc.2020.05.001.

35. White D, MacDonald S, Bull T, et al. Resistência à heparina em pacientes COVID-19 na unidade de terapia intensiva [publicado online antes da impressão, 2020, 22 de maio]. J Thromb Thrombolysis. 2020;10.1007/s11239-020- 02145-0. doi:10.1007/s11239-020-02145-0.

36. Bikdeli B, Madhavan MV, Jimenez D, et al. COVID-19 e Doença trombótica ou tromboembólica: implicações para a prevenção, terapia antitrombótica e acompanhamento, Journal of the American College of Cardiology (2020), doi: https: //doi.org/ 10.1016/j.jacc.2020.04.031.

37. https://www.who.int/emergencies/diseases/novel-coronavirus- 2019/global-research-on-novel-coronavirus-2019-ncov/solidarity- clinical-trial-for-covid-19-treatment.

38. http s://www. manualmoderno.com/blog/post/ ventilacion-mecanica- en-covid- 19.-una-approximacion-practica/

Diagrama geral de diagnóstico e tratamento da Covid-19.

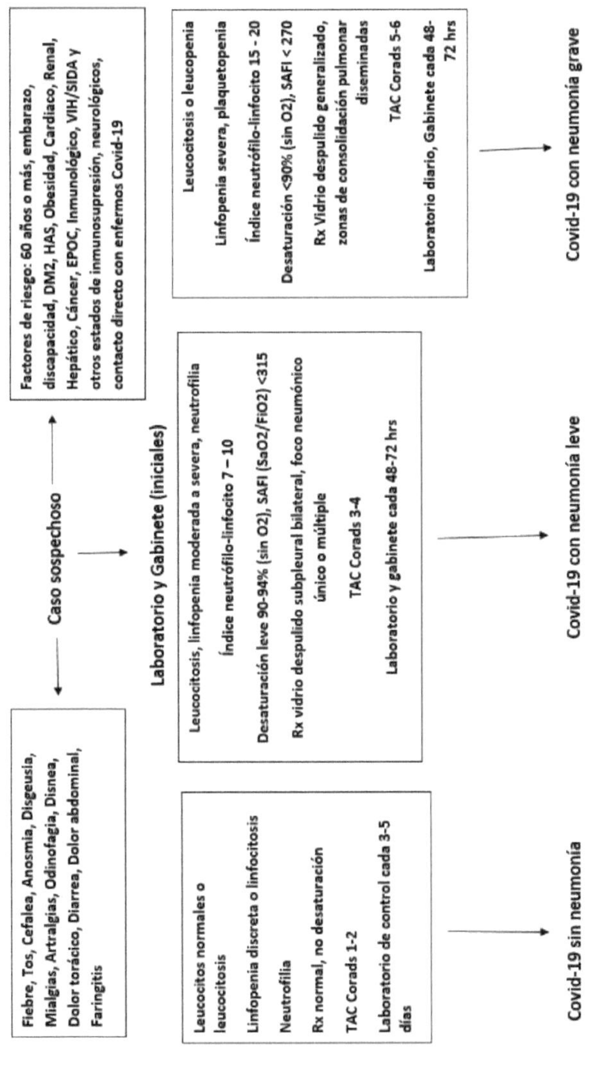

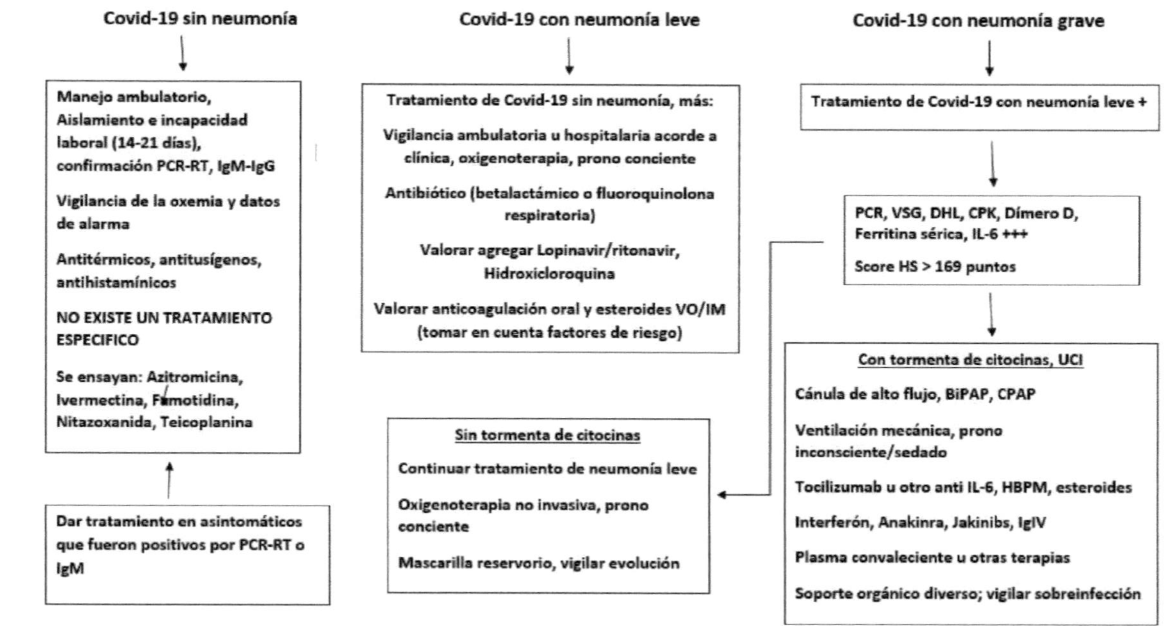

Covid-19 sin neumonía
Covid-19 con neumonía leve
Covid-19 con neumonía grave
Manejo ambulatorio, Aislamiento e incapacidad laboral (14-21 días), confirmación PCR-RT, IgM-IgG
Vigilancia de la oxemia y datos de alarma
Antitérmicos, antitusígenos, antihistamínicos
NO EXISTE UN TRATAMIENTO ESPECIFICO
Se ensayan: Azitromicina, Ivermectina, Famotidina, Nitazoxanida, Teicoplanina
Dar tratamiento en asintomáticos que fueron positivos por PCR-RT o IgM
Tratamiento de Covid-19 sin neumonía, más:
Vigilancia ambulatoria u hospitalaria acorde a clínica, oxigenoterapia, prono conciente
Antibiótico (betalactámico o fluoroquinolona respiratoria)
Valorar agregar Lopinavir/ritonavir, Hidroxicloroquina
Valorar anticoagulación oral y esteroides VO/IM (tomar en cuenta factores de riesgo)
Sin tormenta de citocinas
Continuar tratamiento de neumonía leve
Oxigenoterapia no invasiva, prono conciente
Mascarilla reservorio, vigilar evolución
Tratamiento de Covid-19 con neumonía leve +
PCR, VSG, DHL, CPK, Dímero D, Ferritina sérica, IL-6 +++
Score HS > 169 puntos
Con tormenta de citocinas, UCI
Cánula de alto flujo, BiPAP, CPAP
Ventilación mecánica, prono inconsciente/sedado
Tocilizumab u otro anti IL-6, HBPM, esteroides
Interferón, Anakinra, Jakinibs, IgIV
Plasma convaleciente u otras terapias
Soporte orgánico diverso; vigilar sobreinfección

Trabalhadores da saúde na era da Covid-19.

Os profissionais de saúde estão sempre em risco de infeção quando tratam os doentes, especialmente aqueles com doenças respiratórias agudas, como se verificou nas pandemias de gripe H1N1, SARS e MERS, que, para além de causarem doença nos profissionais de saúde da linha da frente, levaram à sua morte. Um aspeto importante são os factores de risco na população médica, uma vez que muitos são portadores de doenças crónicas degenerativas, como a diabetes, a hipertensão e a obesidade, que actuam como um fator de predisposição para infecções graves e outras complicações relacionadas, como se observou na pandemia de MERS. [1,2]

Apesar da existência de protocolos e directrizes para a gestão de doentes infecciosos e da tomada das devidas precauções hospitalares, existe sempre um risco de contágio que pode variar em diferentes latitudes, mas que é aumentado por procedimentos que, através da estimulação da tosse (ventilação com pressão positiva, entubação, aspiração das vias aéreas, traqueotomia, fisioterapia, indução de expetoração e broncoscopia), favorecem a dispersão de aerossóis e gotículas, embora não existam estatísticas precisas a este respeito. Refira-se que, durante a pandemia da SRA, os profissionais de saúde adoeceram em 21-50% do total de casos e foram registadas mortes; os principais factores de risco de infeção por Sars Cov1 identificados para os profissionais de saúde foram a entubação endotraqueal, a ventilação não invasiva, a ventilação manual e a traqueostomia. [3,4]

A atual pandemia de Covid-19, gerada pelo vírus Sars Cov2, afectou de forma semelhante os profissionais de saúde, com algumas estimativas a mencionar mais de 90 000 afectados, incluindo mortes em todo o mundo. No entanto, um estudo recente mostrou que as gotículas geradas por pessoas doentes com Covid-19 podem viajar 2-8 metros de distância e o vírus permanece estático no ar até 3 horas. Outro estudo mostrou a presença viral a 4 metros de distância de pessoas doentes no ar e em objectos próximos. Por conseguinte, as precauções em matéria de distanciamento e de higiene devem ser mais rigorosas à luz destas provas. [5,6]

Um estudo que analisou a presença de vírus no

equipamento de proteção individual dos médicos após a exposição a pessoas doentes revelou que 31% das amostras de luvas, 21% de batas e 12% de máscaras eram positivas. Uma vez retirado o equipamento de proteção especial, foram recolhidas amostras da roupa interior e de partes do corpo, revelando a presença de vírus nas mãos em 21%, no cabelo em 11% e no rosto em 7%. Isto indica a necessidade de fornecer equipamento de proteção individual adequado e suficiente aos profissionais em contacto próximo com os doentes e que a formação e a educação do pessoal para a utilização correcta (colocação e retirada) do equipamento de proteção individual com técnicas presenciais e supervisão pelos pares, em vez de apenas teoria, demonstrou reduzir os erros na utilização desse equipamento. [7,8]

Os profissionais de saúde que estão em contacto direto com doentes com Covid-19 podem, em algum momento, ser portadores assintomáticos ou pré-sintomáticos, mostrando que podem ser infecciosos para outros indivíduos no hospital ou fora dele, pelo que é importante isolá-los após a deteção e as estratégias de rastreio hospitalar devem ser um ponto importante para evitar que os profissionais de saúde fiquem gravemente doentes ou morram. [9]

Um estudo que analisou 278 mortes de médicos em hospitais da multinacional Covid revelou que 90% dos afectados eram homens, com uma idade média de 63,7 anos. As especialidades que, no seu conjunto, representaram mais de 50% das mortes foram: Medicina Geral e Familiar (42%), Medicina Interna (5%), Pneumologia (2%) e Anestesiologia (2%). Foram registadas mortes de médicos em 26 especialidades cirúrgicas e não cirúrgicas que não estão na linha da frente dos cuidados. Os países com o maior número de mortes de médicos são: Itália (44%), Irão (15%), Filipinas (8%), Indonésia e China (6%, respetivamente). Conclui-se que os médicos de todas as especialidades podem morrer de Covid. A falta de equipamento de proteção individual foi citada como uma causa comum de morte. Deve ser considerada a possibilidade de excluir os médicos mais velhos do trabalho na linha da frente. [10] Um relatório do CDC chinês investigou uma coorte de 44 672 casos, dos quais 1 716 (3,8%) eram profissionais de saúde, 63%

localizados no epicentro da pandemia (Wuhan, China), 14,8% dos casos foram classificados como graves ou em estado crítico e foram registados 5 óbitos. [11]

Foi comunicado um conjunto de dados sobre mortes de profissionais de saúde relacionadas com a Covid-19 em Inglaterra, com quase 200 mortes, das quais 157 foram confirmadas em 3 de maio de 2020. Este número inclui 48 enfermeiros, 35 trabalhadores de apoio, 26 outros profissionais de saúde, 25 médicos e 23 funcionários não clínicos. [12]

Nos EUA, os Centros de Controlo e Prevenção de Doenças registaram pelo menos 62 344 casos de coronavírus entre os profissionais de saúde, incluindo 291 mortes.

No México, foi noticiado a 11 de maio que existem 8.544 casos de profissionais de saúde infectados com Covid-19, o equivalente a 23,5% do número total de casos no país, 6.747 casos suspeitos e 149 mortes (destes, 45,9% sofriam de obesidade, 39,6% de hipertensão, 34,2% de diabetes e 8,1% de asma). A maioria apresentou casos ligeiros (7 602), tendo apenas 1 em cada 10 necessitado de hospitalização. 53% dos casos confirmados pertencem ao

IMSS. Dos óbitos, 45% eram trabalhadores do IMSS, 36% do SSA, 14% do ISSSTE e 5% de outras instituições. Segundo a profissão, 41% das infecções foram em enfermeiros, 37% em médicos, 19% em outros profissionais de saúde, 2% em laboratoristas e 1% em dentistas. As entidades com maior incidência de profissionais de saúde infectados são: Cidade do México (551 casos), Estado do México (342 casos), Tabasco (133 casos), Veracruz (89 casos) e Baja california (82 casos). [13] Surtos hospitalares de Covid-19 foram relatados em várias latitudes, incluindo o México, este último com surtos em Monterrey, Estado do México, Hidalgo e Veracruz, no entanto, após a experiência acumulada, alguns centros tomaram precauções importantes para evitar a ocorrência de um surto dentro de suas unidades que levaria a situações deletérias para o bom funcionamento do hospital, algumas medidas discutidas são : Algumas das medidas mencionadas são: redução da carga de trabalho de 10 para 60%, serviço de avaliação pré-operatória para deteção de Covid, testes moleculares de rotina para deteção de Sars Cov2 para pessoal sintomático ou não exposto, mas exposto, equipamento de proteção individual suficiente (uso de máscaras N95, protetor facial, óculos de proteção, bata ou macacão) com mudança de equipamento de 4 em 4 horas, melhoria do saneamento e ventilação do hospital, utilização de luz ultravioleta como meio de desinfeção, entre outras.14

Referências

1. Tran K, Cimon K, Severn M, Pessoa-Silva CL, Conly J (2012).

   Aerosol Generating Procedures and Risk of Transmission of Acute Respiratory Infections to Healthcare Workers: A Systematic Review (Procedimentos de Geração de Aerossóis e Risco de Transmissão de Infecções Respiratórias Agudas a Profissionais de Saúde: Uma Revisão Sistemática). PLoS ONE 7(4): e35797. doi:10.1371/journal.pone.0035797

2. Weber DJ, Rutala WA, Schaffner W (2010) Lições aprendidas: proteção dos profissionais de saúde contra riscos de doenças infecciosas. Crit Care Med 38: S306-S314.

3. Hui DSC, Chan PKS (2010) Síndrome respiratória aguda grave e coronavírus. Infect Dis Clin North Am 24: 619-638.

4. Chowell G, Abdirizak F, Lee S, et al. Características de transmissão de MERS e SARS no ambiente de cuidados de saúde: um estudo comparativo. *BMC Med.* 2015;13:210. Publicado em 3 de setembro de 2015. doi:10.1186/s12916-015-0450-0

5. Davies A, Thomson G, Walker J, Bennett A (2009) A review of the risks and disease transmission associated with aerosol generating medical procedures. Jornal de Prevenção de Infecções 10: 122-126.

6. Bahl P, Doolan C, de Silva C, Chughtai AA, Bourouiba L, MacIntyre CR. Precauções no ar ou gotículas para profissionais de saúde que tratam COVID-19? [publicado online antes da impressão, 2020 abril 16]. *J Infect Dis.* 2020;jiaa189. doi:10.1093/infdis/jiaa189

7. Phan LT, Sweeney D, Maita D, et al. Vírus respiratórios em equipamentos de proteção individual e corpos de profissionais de saúde. *Infect Control Hosp Epidemiol.* 2019;40(12): 13561360. doi:10.1017/ice.2019.298

8. Verbeek JH, Rajamaki B, Ijaz S, et al. Equipamento de proteção individual para a prevenção de doenças altamente infecciosas devido à exposição a fluidos corporais

contaminados em profissionais de saúde. Base *de dados Cochrane Syst Rev.* 2020;5:CD011621. Publicado em 2020, 15 de maio. doi:10.1002/14651858.CD011621.pub5

9. Black JRM, Bailey C, Przewrocka J, Dijkstra KK, Swanton C. COVID-19: o caso da triagem de profissionais de saúde para prevenir a transmissão hospitalar [a correção publicada aparece em Lancet. 2020 abril 17;:]. *Lancet.* 2020;395(10234):1418-1420. doi:10.1016/S0140-6736(20)30917-X

10. Ing EB, Xu QA, Salimi A, Torun N. Mortes de médicos por doença do vírus corona (COVID-19) [publicado online antes da impressão, 2020 15 de maio]. Occup Med (Lond). 2020; kqaa088. doi: 10.1093/occmed/kqaa088

11. Wu Z, McGoogan JM. Características e lições importantes do surto da doença de Coronavirus 2019 (COVID-19) na China: Resumo de um relatório de 72 314 casos do Centro Chinês de Controle e Prevenção de Doenças [publicado online antes da impressão, 2020 24 de fevereiro]. *JAMA.* 2020;10.1001/jama.2020.2648. doi:10.1001/jama.2020.2648

12. Kursumovic E, Lennane S, Cook TM. Mortes em profissionais de saúde devido ao COVID-19: a necessidade de dados e análises robustos [publicado online antes da impressão, 2020, 12 de maio]. *Anestesia.* 2020;10.1111/anae.15116. doi:10.1111/anae.15116

13. Capítulo sobre a COVID-19 no México: 23,5% de casos confirmados em profissionais de saúde, calculadora de risco e controvérsia presidencial-Medscape-12 de maio de 2020.

14. Huang Q, Liu G, Wang J, et al. Medidas de controlo para prevenir a pandemia da doença de Coronavírus 2019 (COVID-19) em centros de endoscopia: um estudo multicêntrico [publicado online antes da impressão, 2020 30 de maio]. *Dig Endosc.* 2020;10.1111/den.13755. doi:10.1111/den.13755

Gripe e outros vírus respiratórios na era Covid-19

Na sequência da pandemia de gripe H1N1 de 2009, o estudo dos vírus respiratórios voltou a ganhar força, tendo sido demonstrado que muitos deles estão envolvidos na génese das pneumonias virais e de outras doenças respiratórias agudas.

Para além dos vários tipos de gripe, outros vírus de relevância clínica são o rinovírus, o vírus sincicial respiratório, o adenovírus, o parainfluenza e, nos doentes imunocomprometidos, os herpesvírus (herpesvírus, varicela zoster, citomegalovírus).

Sabe-se que os vírus respiratórios causaram pandemias como a gripe espanhola (1918) causada pelo vírus da gripe H1N1, a gripe asiática (1957) causada pelo vírus da gripe H2N2, a pandemia de gripe de Hong Kong de 1968 causada pelo vírus da gripe H3N2 e a pandemia mais recente em 2009 causada pelo vírus H1N1pdm09. Estas pandemias foram as mais preocupantes em termos de implicações epidemiológicas nos últimos 100 anos, mantendo-se latente a possibilidade de novos surtos pandémicos. [1]

Os vírus respiratórios que foram reconhecidos como agentes causadores de infecções respiratórias agudas incluem os vírus influenza A e B; os vírus parainfluenza 1, 2, 3 e 4, o metapneumovírus humano (atualmente reconhecido como um vírus emergente), o vírus sincicial respiratório humano, o rinovírus e o enterovírus. A maior parte deles está classificada na família *Paramyxoviridae,* género pneumovírus e paramixovírus; são altamente contagiosos e responsáveis por epidemias anuais, principalmente durante o período de inverno. [2,3,4,5]

Recentemente, outros vírus têm demonstrado condicionar surtos pandémicos, como os coronavírus, com os surtos de SARS (2003) e MERS (2012) condicionados por Sars Cov1 e Mers Cov, respetivamente. Estes coronavírus demonstraram o seu potencial pandémico com elevada mortalidade e virulência afetando vários países asiáticos e do Médio Oriente. Desde dezembro de 2019, tem-se observado um novo surto pandémico de doença respiratória aguda, rapidamente progressivo, causando pneumonia grave e síndrome respiratória aguda grave, bem como sintomas respiratórios ligeiros e até estados de portador assintomático. Foi identificado um novo coronavírus, agora designado por Sars Cov2, que causou uma pandemia global com quase 7 milhões de pessoas infectadas e mais de 401.000 mortes, afectando 188 países e, infelizmente, ainda sem tratamento específico ou vacina. [6]

Embora a pandemia de Sars Cov2 esteja no seu auge, foram notificados outros vírus respiratórios que justificam uma vigilância apertada, incluindo co-infecções entre o Sars Cov2 e outros vírus respiratórios, como o rinovírus, o enterovírus, o vírus sincicial respiratório e outros coronavírus (HCoV-HKU1); foram também notificadas co-infecções com os vírus da gripe A e B. Em plena pandemia de Sars Cov2, foram notificados outros vírus na região das Américas. [7] Em meio à pandemia de Sars Cov2, outros vírus foram notificados na região das Américas. Seguindo a vigilância epidemiológica da gripe na semana 21, destaca-se a presença de rinovírus (159 casos), adenovírus (45 casos), metapneumovírus (12 casos), sincicial respiratório (9 casos), influenza B (8 casos) e parainfluenza (7 casos). Os países com o maior número de notificações de vírus respiratórios que não o Sars Cov2 nas Américas são o Canadá, a Costa Rica e o Chile.[8]

Tendo em conta o exposto, a vigilância de outros vírus respiratórios é importante, uma vez que alguns podem ser susceptíveis de tratamento específico para ajudar a melhorar as taxas de morbilidade e mortalidade, especialmente quando ocorrem em co-infeção. É de notar que, apesar do acme do Sars Cov2 e de a gripe persistir em taxas baixas, outros vírus estão a ganhar notoriedade devido à sua incidência, principalmente o rinovírus, o adenovírus e o metapneumovírus, pelo que a atenção deve estar centrada nestes relatos.

Referências

1. Benitez-Guerra, Gidder. Pandemias de gripe. *Revista de la Facultad de Medicina,* 2009;*52*(1), 5-6.

2. Díaz-Chiguer DL, Tirado-Mendoza R, Márquez-Navarro A, et al.

   al. Gac Med Mex. 2019;155(Suppl 1):S16-S21. doi:10.24875/GMM.19005138

3. Mackay IM, Jacob KC, Woolhouse D, Waller K, Syrmis MW, Whiley DM, et al. Ensaios moleculares para a deteção do metapneumovírus humano. J Clin Microbiol. 2003;41:100-5.

4. Fields B, Knipe DM, Howley PM. Virologia. Filadélfia: Wolters Kluwer/Lippincott Williams &Wilkins;2007.

5. Romero Feregrino R, Romero Feregrino R, Magaña IM, Romero Cabello R, González Saldaña NJ. Diagnóstico do Metapneumovírus humano. Jornal de Doenças Infecciosas em Pediatria. 2013;26:256-69.

6. Pormohammad A, Ghorbani S, Khatami A, et al. Comparação de casos confirmados de COVID-19 com SARS e MERS - Características clínicas, achados laboratoriais, sinais radiográficos e resultados: Uma revisão sistemática e meta-análise [publicado online antes da impressão, 2020 Jun 5]. *Rev Med Virol.* 2020;e2112. doi:10.1002/rmv.2112

7. Sánchez-Duque JA, Orozco-Hernández JP, Marin-Medina DS, et al. Estamos agora observando um número crescente de coinfecções entre SARS-CoV-2 e outros patógenos respiratórios? Jornal de virologia médica. 29 de maio de 2020. doi: 10.1002 / jmv.26089.

8. Atualização Regional da OPAS/OPAS, Influenza. Semana Epidemiológica 21 - 2 de junho de 2020

Poderá a pandemia de Covid-19 transformar-se numa síndrome no México?

A pandemia que gerou a infeção Sars Cov2 e a sua entidade nosológica denominada Covid-19, já provocou atualmente (junho de 2020) mais de 7.500.000 casos confirmados com mais de 430.000 mortes em todo o mundo, afectando mais de 188 países, dos quais o México não escapou, notificando mais de 130.000 casos, com 15.500 mortes. [1]

O México, como muitos países tropicais e subtropicais, tem uma elevada incidência de infecções virais, especialmente as causadas por arbovírus (dengue, Zika, Chikungunya), bem como outros vírus, como o da gripe. Nos meses de maio-junho, quando as tendências climáticas mudam, trazendo chuvas e uma queda na temperatura ambiente, começa a época dos arbovírus, bem como a época da gripe, que pode ter um potencial pandémico global.

[2]Foi referida a possibilidade de ocorrência de uma sindemia, termo que se refere ao agrupamento de duas ou mais doenças numa população que contribui para o

aumento da morbilidade e mortalidade e resulta da persistência de desigualdades sociais e económicas, com doenças que se tornaram endémicas no território nacional como o dengue ou a gripe, das quais analisamos o seu panorama epidemiológico atual (semana epidemiológica 23) :

Dengue: infeção arboviral endémica no México, com a maior incidência de casos confirmados este ano nos estados de Nayarit e Quintana Roo, com incidências de 17,92 e 15,29 por 100.000 habitantes, respetivamente. É de salientar a circulação dos 4 serotipos nos estados de Veracruz e Tabasco. Em todo o país, foram registados 28.485 casos prováveis, 3.673 casos confirmados e 11 mortes. [3]

Influenza: virose que provoca infeções respiratórias agudas e pneumonia. Até ao momento, em 2020, não foram notificados casos confirmados de influenza, embora existam relatos de infeções respiratórias na ordem dos 120.292 casos, dos quais 2.579 correspondem a pneumonia. A época começou este mês, pelo que é expetável a incidência de casos nos próximos meses. [4]

Zika: no âmbito da vigilância epidemiológica deste vírus transmitido por vectores, foram notificados apenas 3 casos confirmados nos Estados de Morelos, Veracruz e Quintana Roo; é de esperar um aumento dos casos nesta época de arbovirose favorecida pela estação das chuvas.[5]

Chikungunya: até ao momento, foi notificado 1 caso desta arbovirose artritogénica no estado de Quintana Roo, mas mantém-se a vigilância no caso de um possível aumento de casos durante a época de arboviroses que começou.[6]

Observou que foram recentemente comunicadas co-infecções que validam a possibilidade de interacções entre o Sars Cov2 e outros agentes virais, bacterianos, fúngicos e parasitários, incluindo relatos de confluências entre o Sars Cov2 e o HcoV-HKU1 (outro coronavírus), bem como com a gripe, o dengue, o rinovírus, o adenovírus, bactérias como o *haemophilus, a Iegionella e a moraxella,* algumas espécies de Candida e até a malária.[7,8,9]

Concluímos que o cenário para uma Sindemia pode ser viável, principalmente em conjugação com Dengue ou

Influenza, pelo que as actividades de vigilância epidemiológica devem ser robustas e não se centrar apenas na atual pandemia de Covid-19, em algumas áreas hiperendémicas será prudente iniciar uma procura intencional de outros agentes, principalmente dengue ou influenza, de forma a prever co-infecções culminando numa Síndemia propriamente dita, o que coloca maiores desafios diagnósticos e terapêuticos para o médico perante a pandemia e para o sistema nacional de saúde.

Referências

1. https://coronavirus.jhu.edu/map.html

2. Singer, M. Uma dose de drogas, um toque de violência, um caso de SIDA: conceptualizando a síndemia SAVA. Free Inq Creat Sociol. 1996; 24: 99-110

3. https://www. gob.mx/salud/documentos/panorama-epidemiologico-epidemiologico-dengue-2020

4. https://www. gob.mx/salud/documentos/panorama-epidemiologico- de-influenza-2020

5. https://www.gob.mx/salud/documentos/panorama-epidemiologico- de-zika-2020

6. https://www. gob.mx/salud/documentos/panorama-epidemiologico- de-chikungunya-2020

7. Sánchez-Duque JA, Orozco-Hernández JP, Marin-Medina DS, et al. Estamos agora observando um número crescente de coinfecções entre SARS-CoV-2 e outros patógenos respiratórios? Jornal de virologia médica. 29 de maio de 2020. doi: 10.1002 / jmv.26089.

8. Saavedra-Velasco M, Chiara-Chilet C, Pichardo-Rodriguez R, Grandez-Urbina A, Inga-Berrospi F. Coinfecção entre dengue e COVID-19: necessidade de abordagem em zonas endémicas [Coinfección entre dengue y covid-19: necesidad de abordaje en zonas endémicas [Coinfecção entre dengue e covid-19: necessidade de abordagem em zonas endémicas]. Rev Fac Cien Med Univ Nac Cordoba. 2020;77(1):52-54. Publicado em 2020 Mar 31. doi:10.31053/1853.0605.v77.n1.28031

9. Haqqi A, Awan UA, Ali M, Saqib MAN, Ahmed H, Afzal MS. COVID-19 e co-epidemias do vírus da dengue no Paquistão: Uma combinação perigosa para o sistema de saúde sobrecarregado [publicado online antes da impressão, 2020 Jun 8]. J Med Virol. 2020;10.1002/jmv.26144. doi:10.1002/jmv.26144

10. Lai CC, Wang CY, Hsueh PR. Co-infecções entre pacientes com COVID-19: A necessidade de terapia combinada com agentes não anti-SARS-CoV-2? [publicado online antes da impressão, 2020, 23 de

maio]. J Microbiol Immunol Infect. 2020;S1684-1182(20)30127-4. doi:10.1016/j.jmii.2020.05.013

A retração científica na era da Covid-19.

A retração refere-se ao fenómeno de retrair, ou seja, retirar algo que foi dito ou mantido no passado. A retração científica refere-se a quando um estudo ou artigo não cumpre as normas necessárias para ser aceite pelos membros da comunidade científica.

O método científico é um traço caraterístico da ciência, tanto pura como aplicada: onde não há método científico, não há ciência. O método científico tem etapas e fases bem definidas e possui características que o tornam objetivo, factual, transcendente, empiricamente verificável, autocorrigível e progressivo. Finalmente, duas características aproximam-na ainda mais da ciência: a reprodutibilidade e a refutabilidade. [1]

Quando as características do método científico não são totalmente cumpridas, podemos cair numa má conduta de investigação que pode, em última análise, levar à retração científica; as principais categorias de retração são: erro admitido, fabricação ou falsificação de dados, plágio ou auto-plágio, conflito de autores, falhas bioéticas, autoria fictícia, erro do editor e influência do autor. Infelizmente, a maior parte das retracções ocorre depois de os artigos já terem sido publicados, o que revela um primeiro passo errado ou mal orientado, a revisão por pares.[2]

Recordam-se algumas retracções históricas, como a retração de Wakefield na revista *The Lancet*, que realizou um estudo fabricado com resultados contra a vacinação em doentes autistas; o caso de Dong-Pyou Han, que falsificou dados em ensaios de vacinas contra o VIH, é bem conhecido. Recentemente, o caso das linhas de células estaminais falsas de Hwang Woo-Suk ou dos gráficos duplicados de Jan Hendrik Schon mostraram como pode ser fácil para um cientista publicar dados falsos em revistas prestigiadas. [3,4,5]

O Retraction Watch, um sítio Web dedicado à publicação de casos de retracções, publicou que só em 2017 houve mais de 1000 artigos retractados, mais de 50% do número do ano anterior. Uma revisão sistemática de artigos retratados no Pubmed mostrou que, de 1959 a 2015, houve 1373 retracções, tendo-se verificado que os artigos retratados entre 2010 e 2015 quase duplicaram o número acumulado de 44

anos anteriores. O erro admitido, o plágio ou auto-plágio e a falsificação ou fabricação de dados ocorreram em 32,8%, 23,7% e 19,7% das vezes, respetivamente. O número de artigos retratados com mais de 10 autores foi inferior ao dos artigos com 6-10 ou 1-5 autores. A retração de 794 (57,8%) artigos ocorreu antes dos primeiros dois anos e de 579 (42,2%) após dois anos de publicação. A retratação de 714 (52%) artigos foi solicitada pelos autores, 485 (35,3%) pelos editores e 70 (5,1%) por acordo mútuo de ambas as partes. 80,8% (1.110/1.373) dos artigos retratados foram citados.[2,6]

Na era da pandemia de Covid-19, tem havido grandes retracções de artigos que se destinavam a liderar a investigação durante a pandemia, mas que, devido a dificuldades científicas, foram retirados da publicação. De acordo com o ***Retraction Watch***, há 22 artigos retratados, 2 temporariamente retratados e 2 artigos sobre o tema da Sars Cov 2 que suscitaram preocupação. Foram retratados de revistas importantes como *The Lancet, New England Journal of Medicine ou Journal of the American Pharmacists Association*, que gozam de prestígio mundial, o que é preocupante, pois faz com que os seus processos de revisão percam a veracidade do rigor científico exigido; outros repositórios com um grande número de documentos retratados são o *bioRxiv ou o medRxiv, estes* últimos publicam muitos documentos em *preprint,* dos quais apenas alguns foram revistos por pares, o que pode encorajar a má prática editorial.[7]

Na era da Covid-19 e dada a falta de conhecimento da base viral exacta da Sars Cov 2, dos seus mecanismos de transmissão, dos seus hospedeiros intermediários, do seu quadro clínico diversificado e do seu tropismo multifacetado, a dificuldade de diagnóstico e a falta de um tratamento específico, No entanto, devemos ter sempre presente o princípio ***Primum Non Nocere*** e uma revisão adequada pelos pares antes de publicar dados, uma vez que a negligência ou a falta de ética na publicação científica podem ter efeitos deletérios, especialmente nos doentes que estamos a tentar salvar durante a atual pandemia.

Por outro lado, existem outros organismos, como o *Publons* da *Clarivate analytics (Web of Science)*, que expõe todos os documentos que não têm revisão por pares para que os revisores certificados por este organismo possam contribuir com os seus pontos de vista com o devido rigor científico, evitando assim futuras retracções de documentos mal revistos e mal tratados que põem em causa o prestígio das revistas que os publicam.[8]

Referências

1. Bunge Mario Augusto. A abordagem científica. Rev Cubana Salud Público [Internet]. 2017 set [citado 2020 jun 23] ; 43(3): 1-29. Disponível em:
http :// scielo.sld.cu/scielo.php? script=sci_arttext&pid=S0864-34662017000300016&lng=en.

2. Gutiérrez, Sneider Alexander, Barbosa, Hamilton Julián, Cuero, Manuel Salvador, et al. Retração e correção da literatura científica para preservar a integridade e a confiança na ciência: uma análise das retrações de publicações biomédicas de acesso aberto no PubMed, 1959-2015. Revista da Academia Colombiana de Ciências Exactas, Físicas e Naturais, 2016;40(157), 568-579.
https://dx.doi.org/10.18257/raccefyn.399

3. Wakefield, AJ; Murch, SH; Anthony, A; [Et al] (fevereiro de 1998). "RETRATADO: hiperplasia linfoide-nodular ileal, colite não específica e transtorno invasivo do desenvolvimento em crianças". The Lancet 351 (9103): 637-641. doi:10.1016/S0140-6736(97)11096-0

4. Fanelli, Daniele; Tregenza, Tom (29 de maio de 2009). "Quantos Os Cientistas Fabricam e Falsificam a Investigação? A Systematic Review and Meta-Analysis of Survey Data". PLoS ONE 4 (5). doi:10.1371/journal.pone.0005738

5. Benson, Philippa J. "Sete pecados na publicação (mas quem está a contar...)". Os Anais do Colégio Real de Cirurgiões da Inglaterra. 2016, 98 (1): 1-5. doi:10.1308/rcsann.2016.0046

6. https://www.the-scientist.com/research-round-up/top-10-retractions- de-2017-29834

7. https://retractionwatch.com/retracted-coronavirus-covid-19-papers/

8. https://publons.com/publon/covid-19/?sort_by=date

Imunidade e vacinação.

Após a entrada do vírus no organismo, inicia-se uma série de mecanismos celulares e humorais que culminam na produção de anticorpos, principalmente IgM e IgG, que se manifestam dias ou semanas após o início dos sintomas.

Nos casos de SARS ou MERS, foi demonstrado que a imunidade pode durar até 18 meses, com uma média de 4-5 meses para a SARS.

No entanto, na Covid-19, foi documentado que a presença de anticorpos circulantes não ultrapassa os 3 meses.

Foi levantada a hipótese de que tal pode dever-se a uma infeção viral de curta duração, em que as cargas virais são muito elevadas, mas são rapidamente eliminadas, não dando oportunidade ao desenvolvimento de uma imunidade total.

Da mesma forma, parece haver uma relação entre as formas graves da doença e a presença de anticorpos em títulos mais elevados. No entanto, a deteção de anticorpos e os títulos mais elevados nem sempre se correlacionam com a melhoria clínica da Covid-19.

Além disso, os sintomas da COVID-19 podem desaparecer antes da seroconversão (tal como refletido por IgM e IgG detectáveis), embora os anticorpos IgM e IgG detectáveis tenham precedido a diminuição das cargas virais do Sars-Cov2.

A durabilidade dos anticorpos neutralizantes (NAb, principalmente IgG) contra o Sars-Cov2 ainda não foi definida; foi descrita uma persistência de até 40 dias a partir do início dos sintomas. Após a infeção com Sars-Cov1, as concentrações de IgG diminuem lentamente ao longo de 2 a 3 anos. Do mesmo modo, os NAbs após a infeção por MERS persistiram até 34 meses em doentes recuperados.

A possível imunidade que o Sars Cov 2 deixa após infetar o corpo humano é ainda incerta, pelo que as reinfecções podem ser possíveis. Felizmente, até agora não foram documentadas, mas a experiência com outros coronavírus, principalmente o 229E, o NL63 e o OC43, sugere que as reinfecções são possíveis.

Vacinação.

No que diz respeito à vacinação, diz-se que algumas vacinas podem servir como medida preventiva, principalmente em profissionais de saúde, como a vacina viva atenuada MMR (sarampo, papeira e rubéola).

Há cada vez mais provas de que as vacinas vivas atenuadas proporcionam uma proteção não específica contra infecções letais não relacionadas com o agente patogénico visado, induzindo células imunes inatas não específicas capazes de melhorar as respostas do hospedeiro a infecções subsequentes.

As vacinas vivas atenuadas induzem efeitos não específicos que representam uma *"imunidade inata treinada"*, treinando os precursores de leucócitos (células do sistema imunitário) na medula óssea para funcionarem mais eficazmente contra lesões infecciosas mais vastas.

Inicialmente, foi mencionado que a vacinação BCG poderia conferir algum grau de proteção contra a Covid-19, mas esta hipótese foi agora descartada.

De acordo com a OMS, cerca de 300 vacinas estão atualmente a ser testadas e três estão prestes a entrar na fase final dos ensaios em humanos: a vacina da Universidade de Oxford, a vacina de ARN da empresa Moderna e outra na China.

Uma vacina desenvolvida pela Pfizer e pela BioNTech mostrou resultados encorajadores em humanos, tendo sido testada em 24 voluntários saudáveis que desenvolveram níveis elevados de anticorpos contra o Sars Cov2. O principal efeito adverso em quatro voluntários foi a febre.

O Fundo de Acesso Mundial às Vacinas contra a Covid-19, conhecido como COVAX, um mecanismo proposto pela Aliança GAVI e pela OMS no âmbito da sua Iniciativa de Aceleração das Vacinas e dos Tratamentos, deverá fornecer vacinas aprovadas de forma justa a toda a população, sem preferências.

Referências

- Zhao J? , Yuan Q? , Wang H? Respostas de anticorpos ao SARS-CoV-2 em pacientes com nova doença por coronavírus 2019. Clin Infect Dis. Publicado online em 28 de março de 2020. doi: 10.1093 / cid / ciaa344
- Wolfel R? , Corman VM? , Guggemos W? , et al. Avaliação virológica de pacientes hospitalizados com COVID-2019. Natureza. Publicado online em 1 de abril de 2020. doi: 10.1038 / s41586-020-2196-x?
- To KK? , Tsang OT? , Leung WS? et al. Perfis temporais da carga viral em amostras de saliva da orofaringe posterior e respostas de anticorpos séricos durante a infeção por SARS-CoV-2: um estudo de coorte observacional. ? Lancet Infect Dis. 2020;20(5):565-574. doi:10.1016/S1473- 3099(20)30196-1?
- L-P? Wang N-C? , Chang Y-H? et al. Duração das respostas de anticorpos após a síndrome respiratória aguda grave. ? Emerg Infect Dis. 2007; 13(10):1562-1564. doi:10.3201/eid1310.070576
- Payne DC? , Iblan I? , Rha B? Persistência de anticorpos contra o coronavírus da síndrome respiratória do Médio Oriente. ? EmergInfect Dis. 2016;22(10):1824-1826. doi:10.3201/eid2210.160706
- Bao L? , Deng W? , Gao H? , et al. Ausência de reinfeção em macacos rhesus infectados com SARS-CoV-2. bioRxiv. Pré-impressão publicada em 1 de maio de 2020. doi:10.1101/2020.03.13.00- 226
- https://www. intramed.net/contenidover. asp?contenidoid= 96120&pagina=2
- https://www. intramed.net/contenidover. asp?contenidoid= 96053

Sobrevivente da COVID-19, o meu caso, a minha experiência.

Caso clínico.

Homem, 41 anos, com obesidade grau III, sem doenças crónicas degenerativas aparentes, profissional de saúde e médico em contacto com doentes com pneumonia atípica no final de março e início de abril de 2020 e posteriormente com pneumonia por Covid-19 confirmada, Ficou incapacitado por suspeita de Covid-19, foi colhida uma amostra para confirmação e foi enviado para isolamento domiciliário, iniciando um curso de oseltamivir (75mg de 12 em 12 horas/5 dias) e azitromicina (500mg/dia/5 dias); O doente apresentava anosmia, disgeusia, tosse persistente e febre; ao 15º dia, juntou-se dispneia aos médios esforços com dessaturação de 85%, necessitando de internamento, Ao 15º dia, juntou-se a dispneia aos médios esforços com dessaturação de 85%, obrigando ao internamento hospitalar, com evidência de pneumonia viral por pupilas vítreas na radiografia de tórax e uma primeira TAC de tórax que mostrava as pupilas vítreas e uma área de consolidação incipiente na região basal esquerda (Corads

5), A oxigenoterapia por gasometria mostrou hipoxemia e lesão pulmonar aguda (PAFI 162, pO2 65mmHg) e, devido à má evolução, foi necessário realizar uma posição prona consciente juntamente com oxigénio com máscara e nebulizador (4 horas em posição prona, 2 horas de repouso, à noite pelo menos 6 horas em pronação), 5 dias depois, foi realizado um controlo tomográfico, que relatou agravamento das lesões na despulpação vítrea, bem como áreas de consolidação pulmonar distribuídas em vários lobos e bilateralmente com maior envolvimento da base do pulmão esquerdo (Corads 6, qPCR-RT positivo para Sars Cov2). Desde a admissão com elevação dos reactores de fase aguda (PCR, DHL) complementada com elevação da ferritina e do D-dímero, e dado o agravamento tomográfico e a ausência de resposta farmacológica oral, foi decidido administrar tocilizumab (800mg dose única) e metilprednisolona (125mg/dia), A doente apresentou uma evolução adequada em termos de oxigenação e imagiologia pulmonar, com uma terceira TC a revelar uma melhoria das áreas de consolidação, embora persistissem e predominassem áreas de depulpação vítrea e atelectasias basais. A hiperglicemia foi referida antes da chegada ao hospital e a elevação da hemoglobina glicosilada foi corroborada, confirmando diabetes mellitus 2, para além de prolongamento do QT e bradicardia assintomática ao 9º dia de cloroquina e Lopinavir-Zritonavir, que foram descontinuados. A evolução foi no sentido da melhoria clínica e radiológica, pelo que teve alta da unidade, para continuação da vigilância e isolamento domiciliário, devido aos riscos trombóticos inerentes, tendo sido descontinuado o rivaroxabano e o ácido acetilsalicílico, gestão com insulina glargina e auto-monitorização. 6 semanas após o início dos sintomas, foram realizadas espirometria simples e TC torácica, que se revelaram normais, com controlo glicémico adequado que permitiu a retirada da insulina, mantendo-se a doente em metformina (ver quadros 1 e 2, figura 1).

	9/04	10	11	12	13	14	15	16	17	18	19	20	21	22	23	24	25	26	27	28	29	30	1-15/05	15-30/05	01-30/06
Síntomas	Día 1																								
Tos	■	■	■	■	■	■	■	■	■	■	■	■	■												
Fiebre		■	■	■	■	■	■	■	■	■	■	■	■	■											
Anosmia			■	■	■	■	■	■	■	■	■	■	■	■											
Disgeusia			■	■	■	■	■	■	■	■	■	■	■	■											
Odinofagia			■	■	■	■	■	■	■																
Diarrea			■	■	■	■																			
Mioartralgias				■	■	■		■	■																
Disnea							■	■	■	■	■	■	■												
Desaturación <90							■	■	■	■	■														
Tratamiento																									
Oseltamivir			■	■	■	■																			
Azitromicina								■	■	■	■	■	■	■	■	■									
Cloroquina								■	■	■	■	■													
Lopi/Ritonavir												■	■	■											
Tocilizumab											■	■	■	■											
Metilprednisolona											■	■	■	■	■	■	■								
Ceftriaxona								■	■	■	■	■	■	■	■										
Meropenem												■	■	■	■	■	■	■							
Enoxaparina								■	■	■	■	■	■	■	■	■	■	■	■						
Oxigeno PPN								■	■																
Mascarilla puritan										■	■	■	■	■	■	■	■	■							
Prono conciente												■	■	■	■	■									
Rivaroxaban/AAS																						■	■	■	■
Acciones																									
Aislamiento			■	■	■	■	■															■	■	■	
Hospital/UCI								■	■	■	■	■	■	■	■	■	■	■	■	■	■				
Alta																					■				
Eventos adversos																									
Hiperglucemia												■	■	■	■	■	■								
QT largo																■	■	■							

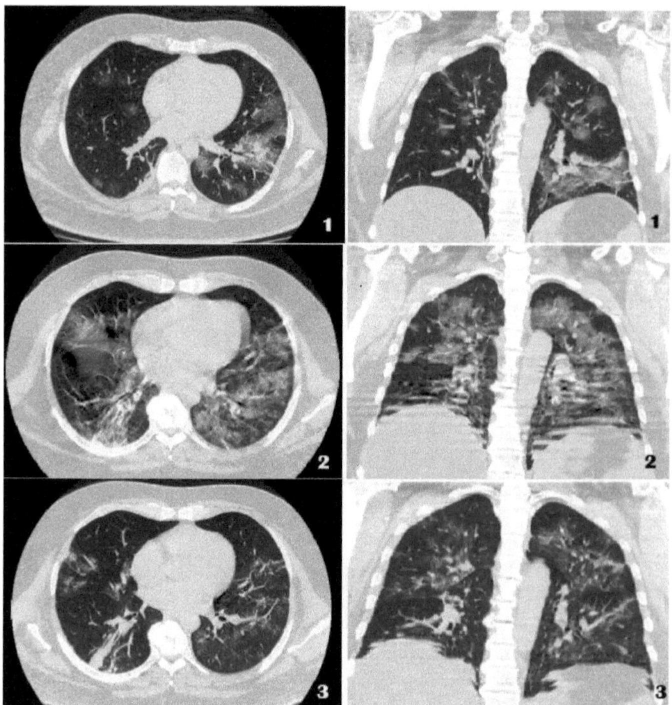

Figura 1. Evolución tomográfica.

TAC 1, 16 abril, lesiones en parches de vidrio despulido bilaterales y en diversos lóbulos pulmonares, consolidación basal izquierda.
TAC 2, 21 abril, incremento de las lesiones en vidrio despulido, así como zonas de consolidación en forma generalizada predominando sobre el pulmón izquierdo, se aprecia además engrosamiento y dilatación bronquial
TAC 3, 26 abril, se aprecia disminución importante de las zonas de consolidación pulmonar, prevalece aun el vidrio despulido disperso en forma bilateral y discreto engrosamiento bronquial basal.

	10-04-20	13-04	15-04	16-04	17-04	18-04	19-04	20-04	21-04	23-04	26-04	27-04	18-05
Hb/Hto	14.3g/44.4%	15.9g/48.7%		15.3g/45.9%	14.6g/43.2%	13.5g/40.4%	13.5g/40.3%	14.3g/41.9%	14.5g/43.1%	13.9g/41.6%			14g/41%
Leucocitos	6,800	7,300		7,300	7,700	10,400	11,600	7,600	6,800	16,100			7,500
Linfocitos	2,040	1,610		1,310	1,200	1,210	1,180	1,150	1,320	1,140			2,500
Plaquetas	180,000	156,000		158,000	171,000	173,000	191,000	256,000	306,000	376,000			330,000
Glucosa		215mg		194mg	161mg	162mg	131mg	156mg	185mg	332mg			100mg
Hb1Ac									10.17%				
Urea/Cr		19/0.8mg		21/0.7mg	13/0.6mg	13/0.6mg	13/0.6mg	19/0.5mg	20/0.6mg	32/0.6mg			30
Na/K				140/3.8mmol	143/4.2mmol	138/4.1mmol	143/4.2mmol	139/4.1mmol	139/4mmol	138/5.2mmol			
BT/BD				0.3/0.2mg	0.4/0.2mg	0.4/0.2mg	0.4/0.2mg		0.5/0.2mg	0.2/0.1mg			
ALT/AST				71/62U	69/65U	56/49U	41/35U		65/50U	57/25U			
DHL		425U		612U	817U	849U	792U	812U	670U	509U		481U	220U
VSG					35mm/h			43mm/h		46mm/h			
CPK				153U				66U	58U	169U			
CK-MB									22U	13U			
PCR		24mg			Positiva			Negativa		Negativa		Negativa	Negativa
Dimero D						922ng		481.2ng				309.1ng	
Ferritina						1220ng		833ng				417ng	
Procalcitonina								0.11ng				0.05ng	
Fibrinógeno									900mg				
Hemocultivo urocultivo									Negativo				
Influenza A, B, H1N1	Negativo												
RT-qPCR Sars-Cov2			Positivo										Negativo
Tele de tórax			Sugestiva										Normal
TAC tórax				Corads-5					Corads-6		Corads-3		
Espirometria													Normal

Depois desta amarga experiência em que a minha vida esteve em jogo, debatendo-me nos cuidados intensivos durante 14 dias, e sempre a pensar se voltaria a ver a minha família, surgem algumas questões:

Valerá a pena continuar a luta contra a Covid-19?

Valerá a pena arriscar a própria vida por pessoas que não valorizam a sua e ignoram a pandemia?

Valerá a pena deixar a sua família sem mais um membro e com a alma destroçada?

Valerá a pena continuar a trabalhar e a investigar para encontrar um tratamento preciso e uma vacina para esta doença?

O Juramento de Hipócrates é hoje um documento obsoleto, mas a nossa profissão, a mais humana das ciências, a mais artística das ciências e a mais científica das humanidades, incita-nos a responder ..... ***Sim, vale a pena!***

No entanto, depois de ler a minha experiência, convido-vos a continuarem a lutar para derrotar este vírus que veio provocar uma mudança radical em todas as esferas da nossa vida e da nossa sociedade.

Síndrome pós Covid.

A síndrome pós Covid é uma série de manifestações que podem ocorrer em pacientes recuperados de uma infeção por Sars Cov 2, a magnitude da síndrome está diretamente relacionada à gravidade dos sintomas que ocorreram, em pacientes com um quadro infecioso sem pneumonia ou com pneumonia leve, os principais sintomas são:

- Fadiga ou cansaço

- Persistência de anosmia/disgeusia (se presente no quadro inicial)

- Dor de cabeça de grau variável

- Dispneia de esforço

- Tosse seca ou irritante

- Colite secundária a ação antibiótica ou viral

Estes sintomas desaparecem normalmente com o passar dos dias e são um resquício do estado infecioso, não justificando uma investigação mais aprofundada, a menos que se tornem crónicos (persistência superior a 30 dias).

Os doentes que desenvolveram pneumonia grave, com ou

sem tempestade de citocinas, são mais susceptíveis ao
seguinte

- Fenómenos trombóticos diversos (DCV, TVP, isquémia coronária, TEP)

- Fibrose pulmonar

- Miopatia/polineuropatia

- Várias perturbações psiquiátricas.

No que diz respeito aos fenómenos trombóticos, estes variam em função das grandes séries estudadas, mas foram relatados até 20% dos doentes afectados com aumento da mortalidade, principalmente os que cumpriam critérios para DIC ou elevação do D-dímero > 6 vezes o valor normal. Geralmente, durante a fase aguda, recomenda-se a HBPM, devido ao seu efeito anticoagulante e aproveitando os seus efeitos adicionais de imunomodulação e anti-angiogénese; à data da alta, há quem recomende a sua continuação durante 7-10 dias e depois a utilização de anticoagulantes directos como o Rivaroxaban. Na nossa experiência, e após o desaparecimento da inflamação, iniciámos anticoagulantes orais directos no momento da alta dos doentes hospitalizados (Rivaroxaban na dose de 1020 mg por dia durante 2-3 meses) sem efeitos adversos e sem a presença de eventos trombóticos no seguimento dos doentes.

Um aspeto importante a ter em conta é a utilização durante a fase aguda (e se continuada durante a alta) de medicamentos com ação no citocromo CYP3A4 (lopinavir/ritonavir, darunavir, cobicistat) que podem aumentar os níveis circulantes de ACO. A cloroquina e a hidroxicloroquina têm um efeito ligeiro, pelo que os doentes que as receberam podem ser tratados com ACO, mas foram lançados alertas contra o apixabano e o dabigatrano (não o Rivaroxabano), bem como contra o ticagrelor. A metilprednisolona pode interagir com os inibidores da vitamina K e não deve ser combinada com eles.

Os doentes que já estavam a tomar OCP antes da infeção são aconselhados a mudar para LMWH durante a fase aguda, especialmente se necessitarem de hospitalização. Quando melhorarem, podem voltar ao tratamento anterior.

No que diz respeito à utilização de agentes antiplaquetários, existem algumas interacções medicamentosas e a sua utilização seria desaconselhada, a não ser que se trate de ticagrelor ou prasugrel, que parecem proporcionar proteção antiplaquetária em doentes com doença cardíaca isquémica e elevado risco tromboembólico.

Foram registadas sequelas respiratórias na ordem dos 5-10%, tanto em doentes saudáveis como em doentes com pneumopatia prévia. Alguns relatos da experiência chinesa referem que os pneumopatas, contrariamente às expectativas, não apresentaram doença grave, no entanto, devido aos antecedentes, são considerados no grupo de alto risco juntamente com os fumadores crónicos.

Os doentes com pneumonia grave devem ser seguidos por pneumologia e fisioterapia respiratória, pois é necessário determinar as sequelas, principalmente a fibrose pulmonar por TC, bem como a função pulmonar, com estudos como a espirometria, a pletismografia e a difusão de gases (DLCO), não existindo, no entanto, protocolos padronizados para o efeito. Do mesmo modo, quando a lesão pulmonar é conhecida, deve insistir-se na terapia respiratória para a recuperação e reabilitação gradual da função pulmonar, tentando limitar as sequelas.

A miopatia/polineuropatia do doente com síndrome pós Covid pode ser explicada principalmente pelo internamento prolongado e imobilidade, no entanto, o Sars Cov 2 tem neurotropismo evidente e pode favorecer quadros miopáticos ou neuropáticos *per se,* incluindo a síndrome de Guillain Barré. A reabilitação física precoce em doentes com miopatia/neuropatia com tendência para a cronicidade, bem como a avaliação da velocidade de condução nervosa e a eletromiografia são de extrema importância.

Por último, foram relatadas várias perturbações psiquiátricas resultantes da experiência de gravidade e de internamento hospitalar, incluindo encefalopatia, bem como síndromes confusionais agudos no âmbito do neurotropismo viral; na fase pós-Covid-19, foram relatadas depressão major, ansiedade e perturbação de stress pós-traumático, que merecem apoio psicológico e psiquiátrico.

Referências.

- Zhou F, Yu T, Du R, et al. Evolução clínica e risco factores de mortalidade de adultos internados com COVID-19 em Wuhan, China: um estudo de coorte retrospetivo. *Lancet.* 2020;395(10229):1054-1062. doi:10.1016/S0140-6736(20)30566-3

- Vivas D, Roldán V, Esteve-Pastor MA, et al. Recomendações sobre o tratamento antitrombótico durante a pandemia da COVID-19. Posição do Grupo de Trabalho de Trombose Cardiovascular da Sociedade Espanhola de Cardiologia. *Rev Esp Cardiol.* 2020;10.1016/j.recesp.2020.04.006. doi:10.1016/j.recesp.2020.04.006

- Fernandez-Gutierrez B. COVID-19 com doença pulmonar Envolvimento. Uma doença autoimune de causa conhecida [publicado online antes da impressão, 2020 abril 8]. COVID-19 com envolvimento pulmonar. Uma doença autoimune de causa conhecida [publicado online antes da impressão, 2020 abril 8]. *Rheumatol Clin.* 2020;16(4):253-254. doi:10.1016/j.reuma.2020.04.001

- Carod-Artal FJ. Complicações neurológicas devido ao coronavírus e COVID-19. Rev Neurol 2020;70 (09):311-322

Covid em populações especiais

Gravidez. As mulheres grávidas infectadas com Sars Cov 2 apresentam formas ligeiras de Covid-19 em 80%, no entanto, as restantes tendem a desenvolver doença grave. O quadro clínico e bioquímico é semelhante aos casos da população em geral. A gravidez não parece induzir um aumento da suscetibilidade, embora a coexistência de comorbilidades seja sempre um fator de risco para formas mais agressivas de pneumonia.

Das complicações associadas ao feto, a Covid-19 não parece induzir um risco mais elevado de aborto espontâneo ou de perda gestacional, no entanto, a transmissão vertical e o placentotropismo do vírus foram registados. Foram notificados casos de parto prematuro, atraso de crescimento intrauterino, bem como perda intraparto de bem-estar fetal em produtos de mulheres infectadas.

O exame obstétrico e a monitorização do bem-estar fetal são acrescentados ao algoritmo geral de diagnóstico e tratamento. Algumas directrizes recomendam a utilização da escala CURB-65, no entanto, esta é para as pneumonias bacterianas adquiridas na comunidade.

No que diz respeito aos estudos de gabinete em mulheres grávidas, a TC torácica e a TC toracoabdominal podem ser realizadas com as devidas precauções de proteção fetal (avental abdominal).

Os seguintes medicamentos podem ser utilizados em mulheres grávidas em doses convencionais (ver tratamento):

- Enoxaparina

- Azitromicina

- Lopinavir/ritonavir

- Interferão β 1b

- Teicoplanina + Ceftriaxona

- Corticosteróides (duplo objetivo, maturação pulmonar fetal e efeito anti-inflamatório pulmonar)

- Tocilizumab

- Remdesivir (?, poucos dados na gravidez)

No puerpério, algumas directrizes obstétricas recomendam o aleitamento materno; no entanto, a presença de vírus no leite materno ainda não foi completamente excluída, pelo que será reservada para casos particulares. Nesta fase, recomendam a administração profiláctica de HBPM durante 6 semanas.

As precauções gerais, o contacto e o isolamento, bem como o diagnóstico e o tratamento são os mesmos, à exceção da avaliação fetal, que é importante nesta fase.

Idosos. O doente idoso tem várias desvantagens na situação de infeção por Sars Cov2, dado que, por si só, sofre quase sempre de doenças crónicas degenerativas, o seu sistema imunitário não responde com a mesma capacidade e tem sido relatada a presença de sintomas atípicos da doença, incluindo afebris ou extrapulmonares. Refere-se que a idade igual ou superior a 60 anos é um fator de risco para formas mais agressivas de pneumonia por Covid-19, no entanto, a idade com maior morbilidade e mortalidade é superior a 85 anos.

Na América do Norte, 8 em cada 10 mortes relacionadas

com a Covid-19 ocorrem em pessoas com mais de 60 anos de idade. É este grupo de doentes que temos de proteger da infeção, a fim de reduzir estas elevadas taxas de mortalidade, reduzindo as visitas aos seus lares ou casas de repouso, bem como não os expondo desnecessariamente à rua.

A identificação de um idoso doente pode salvar a sua vida, bem como a de um grupo de idosos que vivem com um único doente num lar de idosos. Lembre-se de que podem existir casos assintomáticos nos idosos durante a pandemia e, no caso de grupos, faça o rastreio dos casos assintomáticos.

Os principais sintomas são febre (embora as pessoas com mais de 60 anos de idade possam apresentar febre em 30-40%, a maioria está afebril), tosse seca em 60-80% e dispneia em 30%. O quadro mais grave é a pneumonia bilateral que atinge 75% e 17% desenvolvem síndroma de dificuldade respiratória aguda.

Estes doentes têm geralmente doenças cardiovasculares crónicas, o que os coloca em risco elevado de doença grave e morte. Foi demonstrado que os doentes com Covid-19 desenvolvem mais frequentemente lesões agudas do miocárdio, miocardite, arritmias e doença tromboembólica.

O esquema de diagnóstico e tratamento é o mesmo, tendo em consideração algumas doses ajustadas à idade ou à presença de comorbilidades que possam favorecer efeitos secundários indesejáveis. Idealmente, devem ser tratados por um geriatra.

Principais efeitos nocivos nos senecios.

Cloroquina/HCQ	Em doentes cardíacos, QT longo, bradicardia, arritmia ou insuficiência cardíaca. Alterações dos electrólitos (K, Mg). Ajustar a dosagem na DRC
Lopinavir/ritonavir	Semelhante à cloroquina
Azitromicina	Promove QT longo, exacerbação de doenças cardíacas, distúrbios iónicos; pode promover DRC grave e insuficiência hepática fulminante.
Remdesivir	Pode promover hipotensão
Tocilizumab	Induz dislipidemia e transaminemia
Interferão	Síndrome gripal e insuficiência hepática

Pediatria. A incidência de Covid-19 na população pediátrica tem revelado uma baixa incidência de 0,9% com um quadro clínico mais ligeiro. Isto deve-se provavelmente ao facto de terem poucas comorbilidades e de o seu sistema imunitário ter tido mais contacto com infecções virais, o que confere alguma proteção cruzada mesmo com outros coronavírus. Neste aspeto, o HCoV OC43 é o mais prevalente em crianças com menos de 5 anos de idade. Foram detectados em co-infeção com outros vírus respiratórios. Também foram registados casos fatais em indivíduos imunocomprometidos infectados com o HCoV NL63.

Os casos pediátricos são raros e parecem ser mais ligeiros, especialmente em bebés. O período de incubação varia de 2 a 14 dias (mediana de 3 a 7 dias). A recuperação ocorreu num prazo de 1-2 semanas. A experiência chinesa e europeia não documentou a mortalidade pediátrica devido à Covid-19, no entanto, após a chegada às Américas, foram registadas mortes em crianças com menos de 14 anos de idade, especialmente no grupo etário abaixo dos 4 anos; os Estados Unidos registaram 35 mortes e o México 90 mortes neste grupo etário. O principal fator de risco nas populações americanas: a obesidade infantil.

O quadro clínico é o de uma infeção viral respiratória semelhante a outras como a gripe, embora alguns possam apresentar erupção cutânea viral, diarreia e irritabilidade. O diagnóstico é semelhante ao dos adultos, utilizando testes paraclínicos básicos, reagentes de fase aguda, bem como estudos laboratoriais.

O tratamento não difere do dos adultos, no entanto, é ajustado às doses pediátricas e a toxicidade de alguns medicamentos, principalmente a cloroquina e os seus derivados, deve ser tida em conta.

A população pediátrica deve ser protegida e devem começar a ser implementadas estratégias para combater a obesidade infantil, que é um dos principais problemas de saúde pública e que conduz à presença de diabetes mellitus 2 numa idade mais precoce, o que, por sua vez, favorece a doença cardiometabólica e o risco de sequelas numa idade mais precoce.

Em termos de tratamento, os medicamentos mais utilizados são:

IFN-α 2b	100.000-200.000 UI/kg (ligeiro) 200.000-400.000 UI/kg (Graves) 2 vezes/dia, 5-7 dias
LopinavirZritonavir	[2]16/4mg/kg ou 300/75mg/m 2 vezes por dia durante 10-14 dias.
Azitromicina	10-20mg/d, 3-5 dias
Ivermectina	200mcg/kg dose única
Hidroxicloroquina	3-5mg/Kg/d durante 10 dias (risco elevado de toxicidade com doses superiores a 6,5mg/Kg/d).
Ribavirina	15-20mg/kg/d divididos em 3 tomas durante 7 dias
Remdesivir	>40kg: dose para adultos <40kg: 5mg/kg/d (carga), 2,5mg/kg/d durante 2-9 dias.
Metilprednisolona	1-2mg/kg/d, 3-5 dias
Imunoglobulina intravenosa	1g/kg/d durante 2 dias 400mg/kg/d durante 5 dias
Tocilizumab	>30Kg: 8mg/Kg/dose <30Kg: 12mg/Kg/dose

Finalmente, nos doentes que, infelizmente, necessitam de tratamento ventilatório, existem estratégias recomendadas na SDRA pediátrica (PALICC), tais como

- Ventilação de proteção com volumes correntes baixos: 4-4-8 ml/kg; se a distensibilidade estiver comprometida, 3-6 ml/kg

- PEEP optimizada de acordo com a SaO2, 10-15cmH2O

- Pressão de planalto < 28-32 cmH2O

- Pressão de condução <15 cmH2O

- Hipercapnia permissiva (pH 7,15-7,3)

- Posição prona

- Bloqueio neuromuscular

- As manobras de recrutamento não são recomendadas

- VNI e cânulas de alto fluxo apenas em casos seleccionados e sob vigilância apertada.

Referências

* https://medicinafetalbarcelona.org/protocolos/es/patologia-maternal-obstetrics/ covid19-pregnancy.html

* https://espanol.cdc. gov/coronavirus/2019-ncov/need-extra-precautions/older-adults.html

* https://repositorio.cepal.org/bitstream/handle/11362/45316/4/ S 2000271 pt.pdf

* https://www.aeped.es/comite-medicamentos/pediamecum/ivermectina

* S. Huenchuan, COVID-19: Recomendaciones generales para la atención a personas mayores desde una perspetiva de derechos humanos (LC/MEX/TS.2020/6/Rev.1), Cidade do México, Comissão Económica para a América Latina e as Caraíbas (CEPAL), 2020.

* Bonanad C, García-Blas S, Tarazona-Santabalbina FJ, et al. Coronavírus: a emergência geriátrica de 2020. Documento conjunto da Secção de Cardiologia Geriátrica da Sociedade Espanhola de Cardiologia e da Sociedade Espanhola de Geriatria e Gerontologia. *Rev Esp Cardiol (Engl Ed)*. 2020;73(7):569-576. doi:10.1016/j.rec.2020.05.001

* https://coronavirus. gob.mx/wp-content/uploads/2020/05/Lineamientosprevencion deteccion atenção COVID NNA-1.pdf

* https://www.analesdepediatria.org/es-recomendaciones-sobre- el-manejo-clinico-articulo-S169540332030076X

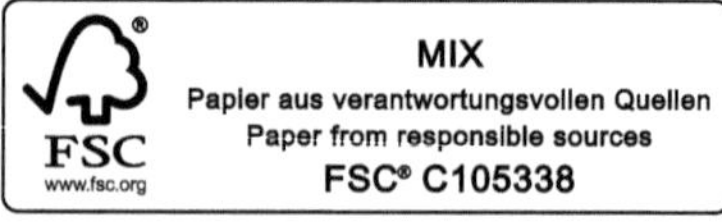

Printed by Books on Demand GmbH, Norderstedt / Germany